SAIRAUS: RIKKAUS VAI RIESA

Susanna Tulonen

SISÄLLYS: Sivu:

Hetken vielä tämä puoli maailmaa,
hetken vielä nukkuu yötä valkeaa
Sä mietit kuinka mikään satuttaa voi niin,
parhaat vuotes kaikki maahan poljettiin

Puoltakaan en sun kivustas voi tietää,
sanat kaikki vailla voimaa ilmaan jää
Mut joku aamu mä tiedän sen,
sä heräät huomaamaan,
sinä selvisit ja kelpaat kelle vaan

Ja sä oot kaunis vaikket enää tunne niin,
ne vaikka veivät sulta uskon ihmisiin
Hetken vielä nukkuu puoli maailmaa,
hetki vielä kirkas aamu aukeaa

Puoltakaan en sun kivustas voi tietää,
sanat kaikki vailla voimaa ilmaan jää
Mut joku aamu mä tiedän sen,
sä heräät huomaamaan,
sinä selvisit ja kelpaat kelle vaan

Puoltakaan en sun kivustas voi tietää,
sanat kaikki vailla voimaa ilmaan jää
Mut joku aamu mä tiedän sen,
sä heräät huomaamaan,
sinä selvisit ja kelpaat kelle vaan

- Juha Tapio-

JOHDANTO

Olen aloittanut uuden taipaleeni kirjoittamisen parissa. Tuskin olisin enää uudelleen tähän lähtenyt, mutta ensimmäisen kirjani lukijat ovat kannustaneet jatko-osan kirjoittamiseen. Ajatus kirjoittamisesta kypsyi pikkuhiljaa ja monien mietintöjen tuloksena. Kirjoittaminen sairastumisen kriisistä ja oman elämänsä esiin tuominen, herättivät minussa monia erinäisiä tunteita. Olin onnellinen saavuttamastani päämäärästä eli siitä, että ensimmäinen kirjani oli antanut suurelle osalle lukijoista juuri sen viestin ja avun jota toivoin kirjani antavan. Yllätyin myös kuinka paljon kirjaani ostettiin. Maailma on pullollaan vastaavanlaisia tarinoita sairauksista ja yhteiskunnan ongelmista. Mikä erotti juuri minun kirjani? Mietin sitä usein ja tulin tulokseen, "suorasanaisuus, peittelemättömyys, itsensä antaminen "alastomana" ihmisten eteen ja tietoisuuteen". Useat kokivat olleensa yksin, mutta kirjan lukemisen jälkeen ymmärsivät etteivät he todellakaan olleet yksin. Jotkut jotka eivät sairastaneet mitään sairautta tai kärsineet kivuista, lukivat kirjan "uteliaisuudesta". Kommenttina oli yleisesti "ai, en tiennytkään sun olevan niin sairas".

Uutta teosta kirjoittamaan lähtiessäni, pohdin, että jokaisen joka lukee tämän teoksen, olisi hyvä lukea myöskin aikaisempi osa. En voi enkä halua enää lähteä kirjoittamaan uudestaan kaikkea sitä minkä otin esille ensimmäisessä kirjassani. Tieto olisi tavallaan kopioitu ja teksti toistaisi itseään. Minulle on kaikesta huolimatta tapahtunut elämässä niin paljon ensimmäisen kirjani jälkeen joten tekstin synnyttäminen ei ole vaikeaa. Kuten ensimmäisessä osassa kirjaa kirjoitin "menen tuulta päin" ja näin olen mennyt. Seilannut myrskyissä ja avomerellä. Olen ollut merellä auringon laskiessa horisonttiin ja saanut jopa mielihyvän hetkiä. Olen kokenut oikeudenmukaisuutta, mutta ikävä kyllä enemmän vääryyttä. Yllätystä ei tuo taistelu virastojen kanssa joiden kokemusten myötä olen jälleen kerran viisaampi. Olen törmännyt ihmisten ymmärtämättömyyteen ja raakuuteen enemmän kuin olisin koskaan uskonut. Toisaalta olen tavallaan elänyt jo kaiken ennen.

Olen myöskin kasvanut ihmisenä sairaudestani huolimatta ja näin ollen taistelutahto on vain kasvanut. En edelleenkään luovuta vain siksi, että olen sairas. Koen minulla olevan samat oikeudet ja jopa velvollisuudet kuin terveillä ihmisillä. Ihmisten raadollisuus on lisääntynyt jopa kahden vuoden aikana, aikana joka on kulunut edellisen kirjani kirjoittamisesta. Tähän tulen puuttumaan tämän kirjan sisällössä. Lääkäreiden ammattitaidon ja ihmisen kohtaamisen hoitotilanteessa asetan aivan omaksi luvukseen.

Olen hämmästyneenä ja jopa sanattomana seurannut nykypäivän terveydenhuoltoa. Kirjoitin jo ensimmäisessä osassa miten suuret erot lääkärien keskuudessa ja hoitopaikoissa on, mutta en silloin mennyt vielä sanattomaksi. Nyt on ollut matkani varrella tilanteita, etten ole kyennyt sanomaan järkytykseltäni mitään. Pelko on kasvanut kuukausien aikana ja usein se korostamani "toivo" on ollut hukassa. Pelko on kasvanut omaa hoitoani, sairauttani josta kukaan ei tunnu tietävän mitään sekä hoitolinjoja kohtaan. Kun sinulle kerrotaan, että leikkaus ei ole mahdollinen ennekuin olet halvaantunut, sen kuuleminen kieltämättä aiheuttaa pelkoa ja epätoivoa. Joskus ajateltiin, että rahalla saa itselleen hoitoa, mutta nykyään ei sekään onnistu jonka tulen ottamaan esiin myös kirjani tekstissä.

Käytän teoksessa ratkaisukeskeistä ajattelumallia. Kyseistä aihetta sivuutin jo edellisessä osassa, mutta tässä teoksessa tulen ottamaan sen käsittelyyn tarkemmin. Olen itse oppinut paljon käyttäessäni kyseistä ajattelumallia. Olen oppinut tekemään valintoja ja korjaamaan jo tehtyjä valintoja huomattuani niiden olevan liian suuria haasteita minulle. Olen oppinut hyväksymään omat voimavarani jotka ovat rajalliset ja tämän vuoksi myöskin oppinut tekemän valintoja elämässäni voimavaroihini perustuen. Kieltämättä olen usein törmännyt päin seinää uskoen itsestäni vaikka mitä ja joutunut toteamaan ettei minusta olekaan siihen. Pettymyksen kautta on noustu ylös ja helpotettu tehtävää. Lopulta elämä on aina ratkaisujen ja valintojen määrittelemä. Joka päivä joudumme tekemään valintoja ja ratkaisuja. Tämän vuoksi toivon opettavani itsestäni kirjoittamalla miten valintoja ja ratkaisuja pystyy tekemään ottaen huomioon omat voimavaransa? Miten pystyy luopumaan jostakin itselleen tärkeästi todettuaan, että ei pystynytkään? Miten jatkuvasta toivon ja epätoivon ja sen aiheuttamasta tunteiden viidakosta kykenee selviytymään ilman, että menettää järkeään? Tulen antamaan näihin ohjeita ja niin kuin mainitsin, kertomalla jälleen kerran oman traagisen tarinani jossa sairauteni jatkuu ja jatkuu ja jatkuu.

Toivon tällä toisella teoksellani pystyväni antamaan reppuunne lisää eväitä. Ensimmäisessä teoksessa te pakkasitte kirjan mukaanne matkallenne ja se toimi teille tukena sekä ohjeena. Voitte avata sen aina kun tuntuu yksinäiseltä tai tulee tunne ettei kukaan välitä eikä ymmärrä. Tämän teoksen tarkoituksena on täydentää ensimmäisen osion vertaistukiajattelua, mutta lisänä on antaa teille mahdollisuus onnelliseen elämään ratkaisujen ja valintojen kautta. Tämä kirja on suunnattu kaikille sairastuneille sekä heidän läheisilleen. En ole halunnut ottaa esille vain yhtä ryhmää sairauksien listalta vaan tämä on yleisteos kaikkiin sairauksiin.

Kipua käsittelen tutkimusten valossa. Kipu on ollut kirjoittamisen yksi innoittaja ja sen vuoksi haluan jakaa sen teidän kanssanne. Toivon tämän kirjan luettuanne, että olette kokeneet "ahaa-elämyksiä" ja opitte tuntemaan itseänne vielä paremmin kuin ennen lukemaanne ja pystytte rakentamaan itsellenne onnellisen elämän, juuri teidän kaltaisenne. Ei sellaista jota naapuri haluaa tai ystävä haluaa vaan juuri sellaisen **KUIN SINÄ ITSE TOIVOT ELÄMÄSI OLEVAN?**

LUKU 1 AIKA KULTAA MUISTOT VAI KULTAAKO?

Mietin, olinko hullu lähtiessäni uuteen kirjoitus urakkaan? Halusinko jälleen tuoda itseni ihmisten tietoisuuteen? Tahdoinko ihmisten näkevän minut alastomana, kaiken antaneena? Mietin, miten yhdelle ihmiselle voi sattua ja tapahtua? En kiellä ettenkö olisi joskus ajatellut hakeutuvani tilanteisiin joista saisin hyvän aineiston uuteen kirjaan. Epäilin muidenkin ajattelevan näin. Kaikkien muiden paitsi niiden jotka oikeasti tunsivat ja tiesivät elämästäni. Oliko elämäni helpompaa? Olisinko edelleen vaihtanut osia terveeseen elämään jossa kivut eivät hallitsisi jokaista päivää? Vastausta ei varmasti tarvitse kirjoittaa. Minulle ei suotu jatkossakaan parhaimpia kortteja. Puhutaanko nyt elämän valttikorteista? Elämän, mistäpä muustakaan. Mitä minulle sitten oikeasti tapahtuikaan?

Edellisessä teoksessa jäin pois leikkaussalista jossa työskentelin oman yritykseni lisäksi. Muistatte varmaan hetken jolloin tunsin kaiken alkavan alusta. Hetken levähdystauko ja Pam! Kaikki alkoi uudelleen. En halunnut pyyhkiä ainoatakaan mustaa, pilvistä päivää pois almanakastani. Mikäli olisin näin tehnyt, olisi minulta ehkä jäänyt jokin arvokas kokemus kokematta. Minulla oli myöskin matkassani reppu johon olin pakannut tavaraa. Kerroin, että repussani oli vielä tilaa. Olinko ennustaja? Lieneekö jokin tunne tulevasta? Miksi kirjoitin nuo sanat? Osasinko odottaa, että tarvitsen todella paljon tilaa reppuuni? En vain ajatellut etteivät hartiani ehkä jaksa kantaa reppua joka on täynnä. Olisi minun pitänyt ymmärtää, että reppu jota selässäni kannoin, painoi jo pal-

jon. Väitin siellä silti olevan vielä tilaa ja näin olikin. Mikäli näin ei olisi ollut, en olisi tässä kirjoittamassa. Minulle ongelmat kasautuivat. Jouduin sairaslomalle. Yritystäni koitettiin myydä. Sairaspäivärahat olivat hylätty sillä en ollut kyennyt olemaan vuotta työelämässä. Toisin sanoen en ollut pysynyt terveenä. Kuntoutustukea ei jatkettu sillä he katsoivat, että en ole masentunut joten voin tehdä normaalia sairaanhoitajan työtä. Lapsemme hoitotukiasia oli edelleen käsittelyssä. Miten kauan se asia olikaan ollut käsittelyssä? Varmasti yli kaksi vuotta. Valitin tietenkin jokaisesta hylätystä päätöksestä. Valitusten kierre johti aina seuraavaan valitusportaaseen. Ensin valitettiin muutoksenhakulautakuntaan. Muutoksenhakulautakunnan nimi riippui siitä, mistä valitettiin? Kuntoutustuen valitus meni työeläkelainmuutoksenhakulautakuntaan. Aikansa papereita pyöriteltyään sieltä tuli hylkäävä päätös. Sanoja paperilla joilla ei ollut minulle mitään merkitystä. "Työkykynne katsotaan alentuneeksi, mutta ei 2/5". Millä perusteella tuo arvio oli tehty? Miksi erikoislääkärit tutkimustensa jälkeen olivat vakuuttuneet työkyvyttömyydestäni? Olinko lahjonut lääkärit kirjoittamaan sairaslomaa?
Lausunnoissa luki ettei minua pystytä millään keinoin auttamaan ja työkykyni ei olisi sitä luokkaa, että pystyisin sairaanhoitajan ammatissa selviämään. Lukivatko nuo päättäjät lainkaan mitä lausunnoissa luki? Käytin myös vahvoja lääkkeitä. Eräs sanomalehden otsikko kertoi miten sairaanhoitaja oli saanut 5kk:tta ehdollista varastettuaan työpaikaltaan huumausaineeksi luokiteltavia lääkkeitä. Tämä otsikossa mainittu sairaanhoitaja oli myös työaikanaan nauttinut kyseisiä lääkkeitä ja potilasturvallisuuden katsottiin vaarantuneen. Miten tilanne oli erilai-

nen kohdallani? Enkö minä vaarantanut potilasturvallisuutta morfiinin vaikutuksen alaisena työtä tehdessäni? Minun ei tarvinnut varastaa lääkkeitä. Lääkkeitä oli kirjoitettu ihan tarpeeksi ja pitkäksi aikaa. Oliko minulla vaihtoehtoja? Yritys tuotti valtavaa tappiota. En minä kyennyt mitenkään panostamaan yritystoimintaan. Olin liian väsynyt, sairas ja lääkkeistä sekaisin. Kaikkihan sen näkivät miten käyntitilastot laskivat. Halusin aina vain vähemmän olla työpaikallani. Jätin vastaamatta puheluihin jotta minun ei tarvitse antaa kenellekään potilaalle vastaanottoaikaa. Halusin käpertyä peiton alle ja kärsiä rauhassa. Halusin sulkea pois kaiken ympäriltäni. Olin jälleen se nainen joka vessassa puree pyyheliinaa ettei kukaan kuule kivunhuutoja. Tunsin syyllisyyttä, että sairastaminen alkoi uudelleen. Olin ollut kaunis, elämää täynnä, virkeä. Olin saanut pudotettua painoani paljon. Olin tehnyt hetken ruumiillista työtä. Kantanut puita ja haravoinut pihaa. Mutta vain hetken. Ennen kuin huomasinkaan, peilistä katsoi riutunut, väsynyt, turvonnut ja sairas ihminen. Teki pahaa katsoa peilikuvaansa. Olisin halunnut vetää paperipussin päähäni. Itseinho oli valtavaa. Miten sairaus voi saada aikaan niin ison muutoksen ihmisen päässä? Tarkoitan "päällä", ihmisen psyykkistä puolta. En usko, että monikaan ihminen näki minussa sellaisia asioita kuin itse itsessäni näin. Olin mielestäni hyödytön, viraton, kyvytön tekemään mitään, olemaan mitään. En ollut mielestäni mitään.
Valitinko päätöksistä? Kyllä. Seuraava porras oli vakuutusoikeus. Jokaiseen valitukseen piti tehdä tarkat merkinnät; mistä päätöksestä valittaa? Mitä päätöstä valitus koskee? Kohdat joihin haluaa muutoksen? Minkälaisen muutoksen haluaa? Yhteystiedot. Mikäli myöhästyit an-

netusta valitusajasta, sinulla ei ollut mitään toivoa saada asiaasi edes käsittelyyn. Minä halusin nyt vain perusteluja. Millä perusteilla he katsoivat työkykyni olevan alentuneen vain 2/5 osaa? mihin pohjautui heidän arvionsa? olivatko he lukeneet lääkärien lausuntoja lainkaan? Miten he suhtautuivat morfiinin syömiseen? Millä tavalla suoriutuisin matkoistani työpaikalle? En voinut ajaa autoa lääkkeen vaikutuksen alaisena. Odotan edelleen vastauksia kysymyksiini. Olen varautunut odottamaan useita vuosia mikäli kaava noudattaa samaa kuviota kuin lapseni hoitotukivalitus.

Eräänä aamuna työpuhelin soi. Paiskasin puhelimen voimalla seinään. puhelin hajosi kappaleiksi, mutta ei soinut enää. Luojalle kiitos. Se ei soinut enää! Tällä hetkellä ymmärsin, että nyt on aika lopettaa. Yhtenä talvisena iltana tein päätöksen lopettaa yritykseni toiminnan. Lopettaa sen jonka uskoin kerran antavan minulle elinikäisen työn. Lopettaa tulonlähteeni jonka piti olla kultakaivos. Piti olla. Sairastumiseni vain sattui osumaan kohdalleni ja sekoittamaan pakkani aivan käsittämättömällä tavalla. Ei tullut tuloa eikä myöskään kultakaivosta. Toiminta laski, kuten sanotaan "lehmällä häntä". Lopettamispäätös ei ollut helppo. Kaikkea muuta. Minulla tai oikeastaan yrityksellä oli niin paljon velkaa etten selvinnyt siitä millään. Minun piti myydä omaisuuttani. Omaisuuden, minulle rakkaan omaisuuden myynnistä tulleilla rahoilla saisin velat maksettua. Tällä tavoin asian ajattelin ja samalla sydämeen sattui. Mihin menisin, mitä tekisin sen jälkeen? Olisinko lähtenyt niin isoon prosessiin ellen olisi todella tarvinnut muutosta elämääni? Yrityksen lopettaminen vaatii paljon paperitöitä. Työttömäksi on turha kuvitella jäävänsä. Laki katsoo sinut yrittäjäksi vielä 4kk:tta toiminnan loppumisen jälkeenkin. Laki on suorastaan syvältä sieltä minne ei aurinko paista. Minullekin sanottiin, että voin kenenkään tietämättä "pyörittää" osakeyhtiötä, yksityistä lääkärikeskusta vaikka Rovaniemellä kenenkään saamatta tietää asiasta. Voi luoja. Älkää kysykö mitä paperimäärää vaatii työvoimatoimisto jotta saat itsesi irti yrittäjäntittelistä. Kerron sen myöhemmin ja myös sen miten kaiken tämän sain tietää?

Yrityksessä oli paljon lääkintälaitteita, kalustoa sekä välineistöä. Seuraava ongelma oli, mihin saan tuon kaiken myytyä? Tarvikkeiden arvo oli mittaamaton. Tiesin etten hyvälläkään kaupalla saisi edes kolmasosaa niiden arvosta. Soittelin ja kyselin eri lääkäriasemilta, olisiko heillä tarvetta kyseisille tarvi
keille? Oliko minulla kerrankin onnea? Pohjoiseen oltiin perustamassa yksityistä lääkärikeskusta ja sain neuvoteltua kohtuullisen hinnan välineille ja tarvikkeille. Tässä neuvotteluvaiheessa olin vain tyytyväinen, että pääsin tavaroista eroon. Kalusteista suurin osa jäi edelleen pihavarastoon. Eräs toinen yksityinen lääkärikeskus oli kiinnostunut pienemmästä määrästä instrumentteja. Tarvikkeista eroon pääseminen oli suhteellisen helppoa. Suurin osa tultiin hakemaan maaliskuussa vaikka kaupat tehtiin heti alkuvuodesta. En muista viimeistä päivääni työpaikalla. En muista edeltävästä ajastakaan paljoakaan. Suojaako ihmisen muistamattomuus joiltakin asioilta? Onko ikävän asian kokeminen helpompaa jos sitä ei jälkeenpäin muista? Olin niin väsynyt kuukausia jatkuneesta pyörityksestä. Olisin halunnut nukkua ja nukkua ja vain nukkua. Aikaa nukkumiseen ei kuitenkaan ollut sillä vuok-

ranantajan kanssa tuli suuria ongelmia.

Tarkoitan vuokranantajaa joka vuokrasi tilat lääkärikeskukselle ja teki sinne vielä mittavan remontin.

Remontti tehtiin suurelta osin minulta kyselemättä. Kyllä he kysyivät minkälaisia värejä haluan ja minkälaisen lattia? Kustannuksista joita remontti aiheuttaisi, ei minulta kysytty. Näin he siis laittoivat parasta jota rahalla saa. Minä siitä tietenkin jouduin vastaamaan. Olin kuulemma vaatinut niin paljon. Miksi he eivät sitten kilpailuttaneet eri toimittajia? Miksi ostaa lähimmästä ja ehkä yhdestä kalleimmista liikkeistä? Miksi laittaa hienoja valaistuksia joita en edes tarvinnut? Laki vaati omat sääntönsä sähkötöiden osalta ja se taas oli minusta riippumatonta. Laki on laki.

Vuokranantajat olivat vaatineet minulta omaehtoisen takauksen vuokraan. Tämä tarkoitti sitä, mikäli yrityksen toiminta loppuu jostakin syystä ennen lokakuuta vuonna 2009, minun tulisi maksaa kuukausittainen vuokra omasta kukkarostani. Summa oli noin 1220euroa/ kuukausi. Olin ollut ilman tuloja useita vuosia. Yrityksen lopettamispäätöksen myötä minun tuli maksaa kaikki yrityksessä jäljellä olevat lainat itse. Miten minulla olisi ollut "ylimääräistä" rahaa 1220 euroa joka kuukausi? En ollut suunnitellut sairastumistani. Miten olisin voinut tietää, että vuonna 2005 tapahtuu tapaturma joka pilaa minun koko elämäni? Tulevaisuuteen näkemisellä olisi ollut käyttöä. En ikinä olisi perustanut omaa yritystä mikäli olisin tiennyt tuon tapaturman ja sen jälkeisen, minua kohtaavan ajan. Tyhmä en ollut. Minun piti palkata itselleni asianajaja hoitamaan tuota "sotkua". En jaksanut enkä kyennyt enää itse taistelemaan. kaikki valitukset ja asioiden hoitamiset täyttivät päiväni. Miten selvisin tuosta ajasta? En tiedä itsekään. Minulla ilmeisesti oli repussani enemmän tilaa kuin uskoinkaan.

Haastemiehiä kävi ovellani lähes viikoittain. Miksi eivät antaneet olla minun rauhassa? Kuittasin aina paperin ja soitin asianajajalleni. Toimitin paperit hänelle pois omista käsistäni. Ensimmäisen kuukauden ajattelin vain olla ja sairastaa. Oli helpottavaa olla vastaamatta puheluihin ja tieto siitä ettei yrityksellä ollut edes puhelinlinjaa. Ennen kuin huomasinkaan, alkoi omaan puhelimeeni tulla soittoja. Kysyttiin aikaa lääkärille? Kerroin aina ettei kyseistä yritystä enää ole. Tämä jatkui aina vuoden loppuun. Tosin puheluita tuli aina vähemmän. Mietin: miten suuri työ oli ollut saada kaikki lääkärikeskuksen tiedot näkymään netissä ja saada yrityksen olemassaolo ihmisten tietoisuuteen? Nyt tilanne oli toisinpäin. Minun tuli tehdä paljon töitä jotta sain kaikki yritystä koskevat tiedot pois netistä. Aina tuli uusia ja uusia töitä. Eteen tuli myös se päivä jolloin jouduin hakemaan töitä. Rahattomana ei elämä enää onnistunut. Mistään ei tullut rahaa. Lasten hoitotuet olivat hylätyt. Valitusprosessi oli käynnissä.

Minulle ei myönnetty kuntoutustukeen jatkoa. Valitusprosessi oli käynnissä. Työttömyyskorvausta minulle ei maksettu sillä laki katsoi minun olevan yrittäjä

vielä seuraavat neljä kuukautta kuten aikaisemmin mainitsin. Alkoi suunnaton etsiminen mitä tekisin isona? Olin hakenut uudelleenkoulutukseen tukea. Tämäkin hylättiin. Minua oli aina kiinnostanut psykoterapia. Psykoterapian opiskelu olisi mahdollista sillä Psykiatrinen koulutukseni mahdollisti hakemisen koulutukseen. Kepillä kokeilin jäätä ja hain Turkuun opiskelemaan. Valintaprosessi ei ollut helppo. Jouduimme vastaamaan mitä typerimpiin kysymyksiin. Meille järjestettiin tehtävä jonka luonteesta minulla ei ollut mitään tietoa. Kaikki videoitiin jotta he, valitsijat; voivat katsoa jälkeenpäin miten kukakin on toiminut. Minulle ei jäänyt hyvä tunne astellessani pois "pääsykokeesta". Yllätyksekseni muutaman päivän kuluttua sähköpostiini tuli viesti jossa toivotettiin onnea. Minut oli valittu koulutukseen. Ei voinut olla totta. Ajattelin jonkin koiran olevan haudattuna tähän viestiin. Hehkutin kuitenkin hetken asiaa kunnes sen unohdin. Onneksi näin, sillä kolmen päivän kuluttua tuli taas viesti. "Vakava virhe". Sinua ei olekaan valittu koulutukseen, valintaprosessi on vielä kesken. Viestin lähettänyt henkilö perusteli virhettä jollakin tietojärjestelmä ongelmalla. Niinpä kai. Kyseinen henkilö oli lähettänyt viestin vain minulle ja kuitenkin "onneksi olkoon" ilmoitus oli mennyt usealle. Seuraava viesti joka häneltä tuli oli seuraavanlainen; "sinua ei ole valittu koulutukseen, mutta olet varasijalla". Nyt riitti. Seuraavaksi etsimään Helsingistä kyseistä koulutusta. Ehdin juuri saada hakemukseni sisään ennen kuin hakuaika umpeutui. Nyt halusin pelata varman päälle ja hain myös toiseen psykoterapia suuntautuneeseen koulutukseen eli ratkaisukeskeiseen joka on lyhytterapiaa ja perinteisempään perheterapiakoulutukseen. Molemmissa paikoissa oli samana päivänä haastattelu. Perheterapiakoulutuksessa oli kieltämättä vaikeampaa. Kaksi vaihetta. Minulla ei enää ollut paineita. Aivan sama pääsinkö vai en. Turusta tullut informaatio oli ollut niin rasittavaa joten usko koko koulutusjärjestelmään oli hiipunut sen myötä. Helsingistä tuli kuitenkin viestiä, että minut on hyväksytty kolmivuotiseen koulutukseen. Yllätystä ei varmasti tuo, että Helsinkiin minut valittiin kumpaankin koulutukseen. Nyt tuli päättämisenvaikeus. Jouduin pohtimaan asiaa monesta näkökulmasta. Kumpi hyödyttää minua enemmän? Olenko valmis pitkiin terapiasuhteisiin? Koulutusten vaatimukset piti punnita. Perheterapia vaatisi paljon enemmän, mutta olisi myös ehkä hyödyllisempää. Ratkaisukeskeinen oli taas jotain uutta. Kiehtovaa. Perheterapiasta tiesin jo valmiiksi jonkin verran. Ratkaisukeskeisestä en juuri mitään. Halusinko penkoa aina ihmisten lapsuudentraumoja? Halusinko joskus terapiasuhteen jossa voisi tästä hetkestä lähteä suuntaamaan kohti tulevaisuutta? Ratkaisukeskeisyys voitti. Tämä oli uutta, jännittävää ja kiehtovaa. Minulla oli myös se kuuluisa "mutu-tuntuma" kyseiseen koulutukseen.

Näin siis aloitin opiskelun Helsingissä. Koulutuksen myötä tarvitsin työn psykiatriselta vastuualueella. koulutuksen aikana tuli tehdä opiskeluun liittyen asiakastyötä. Minusta tämä oli samaa kuin leikkiä terapeuttia. TEO eli terveydenhuollon oikeusturvakeskus vaati kaikilta psykoterapiaa opiskelevilta tietyn määrän käytännön työtä opiskelun ajalta. En voinut enää valita työpaikkaa. Työn oli oltava psykiatriaa ja tämän alan työpaikkoja ei juurikaan ollut. Sairastamaan en voinut jäädä sillä rahaa oli saatava. Nyt tulisi tavallaan kaksi kärpästä yhdellä iskulla. Laitoin useita työpaikkahakemuksia. Hain työtä Turun alueelta. Nopeasti ymmärsin etten saanut yhteenkään työpaikkaan haastattelukutsua. Kukaan ei arvostanut työtä yksityisellä lääkäriasemalla.   Joissakin tapauksissa minulla olleen koulutuksen määrän katsottiin olevan niin valtaisa, että heräsi epäilys viihtyisinkö tavallisen "rivimiehen" paikalla. Aloin hakea työtä uudenmaan alueelta. Tuolla alueella tilanne oli täysin päinvastainen. Jokaiseen paikkaan johon hakemuksen laitoin, tuli kutsua haastatteluun. Lopulta jouduin valitsemaan usean eri työpaikan väliltä. Valitsin psykiatrisen poliklinikan. Syy oli määräaikaisuus joka sopi minulle. En halunnut syöksyä" virka taskussani" kohti tuntematonta. Työn aloitusajankohta sopi minulle myös. Haastattelussa mukana olleet henkilöt vaikuttivat asiallisilta. Työ olisi itsenäistä ja kuitenkin tiimityötä. Näillä kriteereillä valitsin työn kaupungilta. Seuraava ongelma oli asunnon löytäminen. Helsingissä ei asuntoja ole tarjolla joka paikassa. Ei ainakaan sopivan hintaista. Yritin työpaikan lähietäisyydeltä kysellä asuntoja. Minulle ilmoitettiin, että noin 10 kilometrin päästä asunto olisi tarjolla. Ihan sopivan hintainen Helsingin tasoon verrattuna. Kirjoitin vuokrasopimuksen ja hain avaimet. Tämän tapahtuman jälkeen alkoi ongelmat. Työn piti alkaa alle viikon sisällä kunnes selvisi, että työ on vuorotteluvapaasijaisuus. Sijaiseksi tarvitaan työtön henkilö. Minulle annettiin ohjeet joilla menisin Helsingin työvoimatoimistoon ilmoittautumaan työttömäksi. Löysin paikan ja otin vuoronumeron. Minua edellä taisi olla jotakuinkin 25 ihmistä. Virkailijoita näytti olevan reilusti alle kymmenen. Odotin lähes kaksi tuntia kunnes minun vuoroni tuli. Virkailija katsoi minua ja sanoi; "työvoimatoimikunta tekee päätöksen oletko työtön". "Seuraava kokous on seuraavan viikon keskiviikkona joskin yleisesti käsittelyaika on 4 viikkoa". Purskahdin itkuun. Minulla oli asunto vuokrattuna josta maksoin jo nyt vuokraa. Palkkaa en saisi ennen kuin työ alkaisi. Virkailija yritti kiirehtiä asiaa. Virkailija kertoi myös kaikista papereista joita työvoimatoimikunta tarvitsee kokouksessaan. Ei minulla Helsingissä mitään papereita ollut joten lähdin ajamaan 186 kilometriä hakemaan papereita. Paperit piti faxata jotta ehtivät seuraavaksi päiväksi perille. Papereita oli yhteensä noin 36 sivua jotka tarvittiin todistamaan etten ole enää yrittäjä. Naapurin isännältä pyysin apua ja toivoin hänen antavan minun faxata paperit hänen faxillaan. Tämä onnistui ja paperit menivät perille. Työnantaja oli kauhuissaan. Kaikki meni vaikeaksi. Helpoksi ei asiaa tehnyt kun työvoimatoimikunta ilmoitti etten ole työtön vaan yrittäjä. En muista miten sen perustelivat. Minut oli ilmeisesti merkitty ennakonperintärekisteriin tai yritykseni oli. Ilmoitin työnantajalle asiasta. He yrittivät keksiä jotakin. Samaan aikaan toisaalla minä täytin papereita joilla saisin yritykseni toiminnan loppumaan. Verotoimistosta sekä kirjanpitäjältä kysyin ohjeita. Taisin soittaa patentti- ja rekisterihallitukseenkin josta virkailija antoi aivan väärät ohjeet ja näiden ohjeiden perusteella olisin hakenut yrityksen konkurssiin. Voi hyvä ihme mikä sotku. Kirjanpitäjäni soitti, että mitä olen mennyt tekemään? Kerroin saamani ohjeet ja hän nauroi. Onneksi ei mitään peruuttamatonta tapahtunut.

Tilanne saatiin korjattua eikä yritystäni haettu konkurssiin. Samaan aikaan työvoimatoimikunta teki päätöstään työttömyydestäni uusien papereiden kanssa. Työnantaja oli järjestänyt niin, että vuorotteluvapaasijaisuus peruttiin. Tämä nimike muutettiin toiseksi nimeksi johon ei tarvittu työtöntä henkilöä. Järjestely vaati kaikilta osapuolilta joustamista. Olin niin kiitollinen. Ihmettelin miten jossakin työpaikassa välitetään työntekijästään näin paljon. Tällainen ei ollut minulle tuttua. Pääsin aloittamaan työt reilun viikon myöhässä alkuperäisestä suunnitelmasta. Muistan sen illan kun ajoin kohti Helsinkiä. Auton stereoissa soi Kaija Koon kappale; "mun mentävä on". Sanat sopivat tilanteeseen hyvin. Olin surullinen sillä ero lapsista ja miehestä tulisi vaatimaan voimavaroja. Pelkäsin vahingoittavani lapsia olemalla niin paljon

poissa. Asuin viikot Helsingissä ja tulin aina perjantai-iltana kotiin. Sunnuntaina lähdin taas takaisin. Ehdimme viettää vain vähän aikaa yhdessä. Yritin ajatella ettei tämä ole ikuista. Työ oli edelleenkin määräaikainen. Viikot, kuukaudet menevät nopeasti. Ennen kuin huomaisinkaan tulisi talvi ja olisin kotona lasteni sekä mieheni kanssa. Nämä ajatukset olivat mielessäni matkatessani kohti "Helsingin kotiani". Voi, jospa olisin tuolloin tiennyt mitä tulossa olisikaan. En tiedä, olisinko surrut enemmän tulevaa vai iloinnut lapsieni kanssa saamastani ajasta. Kaikki oli ennalta määrätty ja vain luoja tietää miksi minulle annettiin jälleen varsinainen koettelemus? Enkö ollut varustettuna jo tarpeeksi erilaisilla kokemuksilla? Pitikö minulle pakata reppuun niin valtavasti lisää tavaraa? Hartiani olivat jo nyt aivan lyyhistyneet repun painosta. Miksi? Ehkä jonakin päivänä kaikki selviää. Kultaako aika muistot kuten sanotaan? Minun on vaikea vastata tuohon. Luulen, etten usko sellaiseen. Anteeksi voi antaa, mutta unohtaa ei voi. Muistot ovat ihmisille annettu ja niitä ei voi pois pyyhkiä. Halusinko pyyhkiä muistoja? Edes ikäviä muistoja? En varmaankaan vaikka joinakin hetkinä tuntui etten halua muistaa, tuntea enkä kokea enää mitään. Olin kokenut tarpeeksi. Aikaa ei annettu jotta edelliset tapahtumat olisivat ehtineet kultautua. Tapahtumien ketju seurasi toistaan. Halusin sitä tai en. En edes pysynyt itse mukana. Olin kuin vuoristoradassa. Ylämäkeä seurasi vauhdikas alamäki.
Joinakin hetkinä ylämäki meni niin hitaasti ja oli niin pitkä, että luulin ettei se pääty koskaan.
Alamäkeä ei ollut tulossa. Onko se vuoristoradan viehätys? Ei tiedä mitä mutkan takana on odotettavissa? Vauhdin hurmaa vaiko kauhistusta? Miksi minusta tuntui, että

olin tämän vuoristoradan ajanut kerran lävitse? Tämä vuoristorata oli ehkä lyhyempi, mutta sitäkin vauhdik-kaampi. Tämä taisi olla sittenkin eri vuoristorata.

Helsinkiin savuttuani, ajoin autoni parkkiruutuun joka oli vuokrattu minulle. Viikon vaatteet ja tarvikkeet olin pakannut isoon reppuun sekä matkalaukkuun. Laukkujen kantaminen ei ollut helppoa. Hetken ehdin silmäillä ympärilläni olevaa kerrostalo miljöötä. En nähnyt mitään muuta kuin kerrostaloja ja ikkunoita. Jokaisen ikkunan takana oli jonkun koti ja jonkun elämä. Raahasin tavarat hissiin ja painoin nappia kerrokseen viisi. Minun kotini ja ikkunani olivat ylimmässä kerroksessa. Tämä olisi kotini seuraavan yhdeksän kuukauden ajan. Avasin oven. Ummehtunut, tunkkainen haju tuli vastaan tervehtimään minua. Yritin ajatella, että tähän on vain totuttava ja otettava tämä asia tällaisena kuin se nyt on. Olihan kaiken pitänytkin olla vain väliaikaista. Avasin parvekkeen oven. Toivoin saavani raitista ilmaa huoneistoon, mutta huomasin sen olevan toivotonta. Istuin parvekkeelle ja näin edessäni siintävän valtavan pilvenpiirtäjän. Mietin, että "onko suomessakin tuollaisia"? Hetken ajan tuo pilvenpiirtäjä kaikkine valoinensa näytti jopa hienolta. Soitin kotiin ja kyselin miten siellä oli suhtauduttu minun lähtööni? Puhelusta tuli pitkä kuten jokaisen päivän puheluista tästä eteenpäin.
Huomenna oli ensimmäinen työpäivä ja toivoin olevani hyvin levännyt ja virkeä lähtiessäni ajamaan Helsingin ruuhkaan. Yö sujui jotenkin. Nukkuminen ei ollut kovin helppoa. Kerrostalossa ihmiset viettävät erilaisia rytmejä ja näin ollen aina joku valvoo. Meteliä kuuluu aina. Omakotitalossa josta olin lähtenyt, hiljaisuus tuli silloin kun itse niin halusi. Kaikesta huolimatta nukuin hetken. Sänky ei tuntunut omalta. Yksinäisyys ei tuntunut hyvältä

ja toisten kotien äänet eivät kuulostaneet hyviltä. Ilma oli huono ja yskin paljon. Jouduin käyttämään pitkän tauon jälkeen astmalääkkeitä. En tuolloin ajatellut asunnossa olevan mitään vialla vaan minun reagoivan psyykkisesti uuteen, erilaiseen tilanteeseen. Aamulla herätyskellon soidessa, ponkaisin ylös. Yskin jälleen niin, että jouduin ottamaan astmapiippua. Tämä helpotti. Keitin kahvit ja yritin toimia aikataulutetusti. Jokaiselle "ohjelmanumerolle" oli varattu tietty aika. Vaatteiden laitto, hampaiden pesu, meikkaus/ehostus, aamupala ja töihin lähtö. Aikatauluttamalla voin hyvin seurata etten vain myöhästy. Olin varannut paljon aikaa, sillä tämä oli ensimmäinen aamu enkä halunnut varsinkaan juuri tänään myöhästyä.

Navigaattorin avulla löysin helposti työpaikalle. Ajoin auton parkkihalliin ja kävelin työpaikkani ovelle joka oli lukossa. Odottelin hetken työntekijöiden saapumista jotta pääsisin sisälle. Pian sellainen tulikin ja jouduin tietysti selittämään, että olen tulossa töihin. Tämän jälkeen minun tuli vielä selvittää mihin kerrokseen menisin?

Kyselevä ei tieltä eksy joten löysin neuvojen perusteella oikean paikan. Ovi oli tietysti lukossa ja jouduin jälleen odottamaan. Pieni jännitys oli vatsassa odotellessani henkilökuntaa. Hetken kuluttua näin jonkun työntekijän kulkevan oven ohitse ja koputin lasioveen. Hän tuli avaamaan ja kerroin nopeasti olevani uusi työntekijä. Hän oli eräs lääkäreistä ja alkoi saman tien pitää opastuskierrosta poliklinikasta. Hän näytti kaikki huoneet ja muut tilat. Perehdytys oli perinpohjainen. Sain myös oman huoneen jossa luki nimeni. Tämä tuntui hienolta ja olin jopa hieman ylpeä. Minulla ei ollut koskaan aikaisemmin ollut omaa vastaanottohuonetta. Päivä oli yleisesti itsensä esittelemistä ja työtovereihin tutustumista. Tietoa ja oppia tuli niin paljon etten omaksunut kuin puolet. Työilmapiiri vaikutti hyvältä. Se oli sellainen ensimmäinen tunne joka tuli seuratessani ihmisiä ja heidän keskinäistä kanssakäymistään. Nopeasti pääsin sisälle talon tapoihin ja sain ottaa vastaan omia potilaita. Eivät ne varsinaisesti olleet minun potilaitani vaan työntekijän jonka sijaisuutta tekisin seuraavat yhdeksän kuukautta. Hämmennyin, kuullessani potilaiden lukumäärän. Niitä oli lähes kahdeksankymmentä. Tämän lisäksi uusia potilaita tulisi aina lisää. Joitakin potilaita voitaisiin niin sanotusti kirjoittaa ulos tai siirtää toiseen hoitopaikkaan, mutta siitä päättäisi lääkäri. Tuntui mahdottomalta ottaa niin montaa potilasta vastaan ja antaa jokaiselle juuri heidän tarvitsemansa hoito. Kieltämättä aikaa oli kulunut siitä kun viimeksi olin ollut psykiatrisella osa-alueella työssä, mutta silloin potilasmäärät olivat jotakin ihan muuta. Sijaisena minä yritin tehdä työni niin hyvin kuin mahdollista. Etua oli, että en ollut ensimmäistä kertaa potilastyössä. Etua oli siitäkin, että kokemusta oli kerääntynyt jo useampi vuosi eikä asioita ottanut enää sillä tavalla henkilökohtaisesti kuin vastavalmistuneena. Tietynlainen rutiini, jos nyt sanaa "rutiini" voi käyttää, oli tullut vuosien varrella. Tämä näkyi ehkä eniten siinä, että pystyi nopeasti vaihtamaan tilanteesta toiseen eikä jäänyt miettimään edellisen potilaan tapaamista. Tällä tavalla jokainen sai yksilöllisen hoidon. Työpäivät kuluivat nopeasti. Ylitöitä kertyi sillä potilasmäärä oli niin suuri ettei kirjaamiselle jäänyt aikaa kuin vasta työpäivän jälkeen. Näin ei aina ollut, mutta useimmiten kylläkin. Huomasin miten vaikea minun oli tottua olemaan jonkun alaisena sekä toisena asiana se, että työskenteli julkisella terveydenhuollon sektorilla. Yksityisellä potilas oli aina saanut mitä halusi sillä hän maksoi itse hoidon. Julkisella oli hyvin tarkkaan rajattu mitä tutkimuksia tehdään tai saa tehdä. vastuualueet olivat myöskin selkeästi rajattu. Mikäli kyse ei ollut puhtaasti psykiatrisesta ongelmasta, potilas ohjattiin terveyskeskukseen tai johonkin toiseen hoitopaikkaan. Lääkäri jonka kanssa tein yhteistyötä, oli erittäin yhteistyökykyinen. Paljon oli varaa neuvotella asioista vaikka ei silti yleisiä linjauksia käyty muuttamaan eikä rajoja ylittämään.

Joinakin hetkinä harmitti ettei lääkäri voinut määrätä antibioottia potilaalle jos potilaalla sattui olemaan poskiontelotulehdus tai muu vastaava vaiva. Potilas kävi niin kutsutulla keskustelukäynnillä ja meni tämän jälkeen terveyskeskukseen hakemaan lääkettä poskiontelotulehdukseensa. Tämä oli julkinen sektori. Kaikesta huolimatta nautin työstäni. Pidin siitä miten sain harjoitella psykoterapiakoulutuksessa saamiani oppeja. Työ oli helpompaa. Olin terapiakoulutuksessa saanut joka kerta oppeja joiden kautta potilastyö oli helpompaa ja vaivattomampaa. Jouduin kuitenkin aina arvioimaan kenelle kyseinen terapiakoulutuksen anti soveltui ja kenelle ei. Tässäkin auttoi kokemus psykiatrisesta työstä ja tietynlainen kokemus ihmisestä kokonaisuutena. Työkaverit olivat ystävällisiä ja ottivat mukaan ryhmään. En kokenut jääväni yksin. Työ oli antoisaa ja mieli virkeä. Kaikkia ei voi auttaa eivätkä kaikki ota tarjottua apua vastaan. Näin oli Helsingissäkin. Tämä asia on sellainen jolle minä eikä kukaan muu voi mitään. Ihmiset ovat erilaisia, sairaudet ovat erilaisia ja elämäntilanteet ovat erilaisia. Ainoa haittaava tekijä tähän uuteen työhön tuli kuukauden kuluttua aloittamisestani. Katselin ajanvarauskirjaani ja huomasin, että minulla alkaa potilaita olla päivässä 6-7. Tämä tarkoitti, että minä istun tuon ajan tuolissa. Joidenkin kohdalla kirjoitan muistiinpanoja, mutta minä vain istun. Helpoimmat päivät menivät neljällä potilaalla, mutta sen lisäksi tuli tietokoneelle kirjaamiset joka vaati taas istumista. Tuolit olivat huonot. Jossakin takaraivolla ääni sanoi neurologini sanoja siitä millaista työtä minun pitäisi tehdä; "istua, seistä, kävellä vuorotellen. Ei mitään yksinään pitkiä aikoja". Aina vain useammin nuo ohjeet kaikuivat muistikuvan lailla selän takana. Ei siinä, että olisin ääniä kuullut, mutta alitajunta teki töitä. Huomasin itseni vaihtamassa asentoa useammin ja useammin. Väsyinkö? Sattuiko minuun? En tiedä. Sillä hetkellä en osannut vielä sanoa tarkasti.

Asuminen Helsingissä oli yhtä helvettiä. Kevään tullessa ja auringon paistaessa, asunto oli todella kuuma. Ilmastoinnista ei ollut tietoakaan. Ummehtunut haju ei lähtenyt asunnosta ja astmalääkitystä käytin maksimiannoksella. Kotona lapset oireilivat minun lähtiessä kotoa Helsinkiin. Pienempi itki ja vanhempi oirehti psyykkisesti. Minulla taas sydän oli murtua ikävästä. Mietin myös usein miten huono äiti olen kun jätän perheeni ja lähden niin kauas pois. Olin jatkuvasti etsinyt töitä läheltä kotiani ja perhettäni. Olin laittanut useita hakemuksia ja soittanut useita puheluita, mutta mistään ei saanut töitä. Vaihtoehtoja ei ollut sillä toimeentulo piti saada jostakin ja se toimeentulo oli Helsingissä. Itkin usein ikävääni. Itkin jo ajaessani sunnuntai-iltaisin Helsinkiin. Perjantaina taas painoin kaasu pohjassa kotiin jotta ehtisin viettää jokaisen minuutin minulle rakkaiden ihmisten kanssa.
Liikenne asetti omat haasteensa. Helsingin ruuhkat ja

ajotavat ovat oma lukunsa jota en tähän kirjoita.
Vihasin asuntoa jossa asuin. Mikään siellä ei tuntunut omalta. Kaikki mitä tein oli työhön liittyvää. Heräsin, lähdin töihin, kävin kaupassa, tulin töistä, menin nukkumaan, heräsin, katsoin televisiota, menin suihkuun, katsoin hetken televisiota, soitin maraton puhelun kotiin, menin nukkumaan, heräsin, lähdin töihin ja tämä kuvio toistui joka päivä. Ei minulla ollut mitään muuta elämää kuin työ. Pilvenpiirtäjä ei enää näyttänyt upealta. Kaikki ympärillä oli betonihelvettiä. Asunto ei ollut huonekalujen eikä tarvikkeiden puolesta minua. Kotini ei todellakaan ollut täällä missä olin. Kaipasin oikeaan kotiini. Kaipasin sinne kotiin joka oli osa minua. Kaipasin lapsiani. Olin hetki hetkeltä mielestäni huonompi äiti. En tiedä onko yhteiskunnan mielestä sallivampaa jos isä lähtee työhön toiselle paikkakunnalle tai jopa toiseen maahan. Itsestäni tuntui, että se oli sallivampi vaihtoehto. Mielestäni äitiä syyllistetään enemmän mikäli hän lähtee perheensä luota toiselle paikkakunnalle töihin. Voin olla väärässäkin, mutta omalle kohdalle syyllistäviä sanoja sateli. Lopulta en tiedä, halusinko enemmän sairastua jotta pääsisin takaisin perheeni luokse vai olisinko halunnut jatkaa surusta ja ikävästä huolimatta ilman sairautta? En tiennyt mitä sairastuminen toi mukanaan. Pääsin lasteni ja puolisoni luokse, mutta olin jälleen kerran läsnä vaikka en ollut läsnä.
Olin tehnyt töitä kaksi kuukautta. Viimeisin viikko oli ollut vaikea. Kipuja oli alkanut tulla enemmän. Minulta kului paljon aikaa miettimiseen, alkaako tämä kaikki uudelleen? Potilaiden kohtaamisissa en pystynyt enää keskittymään. Kipu alkoi aina ilmoittaa itsestään. Minusta tuli ärtynyt. En tiedä huomasivatko työkaverit sitä? Minä

en jaksanut mitään ylimääräistä. Mikäli kaava ei noudattanut tuttua kuviota, minulla meni hermot. Sormien niveliä alkoi särkeä enemmän ja enemmän. Kivun vuoksi kirjoittaminen oli hankalaa. Istuessa kaularanka sattui ja koko yläselkä oli krampissa. Hetkeä myöhemmin, huomasin vasemmasta jalasta tunnon lähtevän. Tässä kohdin aloin työpäivän jälkeen ottaa vahvempia kipulääkkeitä. Nukkuminen oli todella huonoa. Kivut estivät hyvän asennon löytämisen ja tästä johtuen en saanut edes unilääkkeellä nukuttua. Minä kuitenkin jatkoin töitä. Autolla ajaminen oli todella vaikeaa. Selkä kramppasi, niska sattui ja jalasta lähti ajoittain tunto. Joskus vasen jalka meni sellaiseen kramppiin kesken ajon ettei voinut kuin huutaa.

Onneksi minulla oli automaattivaihteinen auto. Helsingistä kotiin ajaessani jouduin usein huutamaan ja itkemään kivusta. Olin melkoinen uhka liikenteelle. Kotona otin morfiinia ja muita lääkkeitä. Ilo lasten ja miehen kohtaamisesta oli poissa. Toukokuussa varasin ajan fysiatrilta. Toivoin hänellä olevan jonkin keinon jolla auttaa minua.

Hän teki tutkimukset ja totesi tilanteen olevan huonontunut. Keskustelimme pitkään ja yhteisessä ymmärryksessä hän laittoi sairaalaan lähetteen leikkausarvioon. Olin lukenut paljon kaularankaleikkauksesta. Melko hurjalta se lukiessa tuntui. Tehdä nyt viilto kurkulle ja mennä siitä selän puolelle operoimaan. Halusin silti leikkausta itse. Olin kokeillut jo vuodesta 2007 niin sanottua konservatiivista hoitolinjaa johon kuuluu kipulääkkeitä ja kipulääkkeitä ja vielä kerran kipulääkkeitä. Tämä oli osoittautunut tuloksettomaksi eikä tuo pullistuma joka yleensä kuulemma itsestään häviää, ollut hävinnyt. Mitä vaihtoehtoja minulla oli? Fysiatri ihmetteli minun haluani sinnitellä töissä. En voinut lopettaa. Ansioluettelossa ei näyttäisi hyvältä mikäli olisin parin kuukauden työssäolon jälkeen jäänyt sairaslomalle. Minun tuli ajatella kuitenkin tulevaa aikaakin. Minulla oli määräaikainen työsuhde jonka jälkeen joutuisin hakemaan taas uusia töitä. Kuka minua palkkaisi jos olisin vain sairastanut? Minun päättäväisyydelläni ei kuitenkaan ollut mitään tekemistä jos ajatellaan lopputulosta. Olin päättänyt sisulla jatkaa töitä. Tämä oli tavoite. Tämä oli myöskin kohta jossa törmäsin päin seinää ja huomasin asettaneeni itselleni liian suuren tavoitteen. Kuten niin useasti ennenkin olen sanonut; "aina meiltä itseltämme ei kysytä mitä me haluamme". Ensimmäistä kertaa kun astuin asuntoni ovesta sisään Helsingissä, ajattelin; "tää ei o mun koti". Asuttuani siellä kuukauden ajattelin; "mun koti ei oo täällä". Asuttuani siellä kaksi kuukautta ajattelin; "kunpa jo olis joulukuu ja pääsis kotiin". Enkeleitä, onko heitä? Ei minun tarvinnut odottaa joulukuuta. Pääsin kotiin nopeammin kuin uskoinkaan. En kuitenkaan saanut tuntea kotiin palaamisen riemua. En saanut tuntea riemua mistään. Minulla alkoi kovempi työ kuin koskaan aikaisemmin. Ainakin vaikein työ johon olen ikinä elämässäni törmännyt. Uskomaton työ. Työ josta ei ansioluettelossa näy merkintää. Työ jollaista en uskonut joutuvan kenenkään tekemään. Tästä työstä ei myöskään maksettu palkkaa vaan vietiin viimeisetkin rahat. Tämän työn nimi oli "lääkärin metsästys".

LÄÄKÄRIN METSÄSTYS

Lääkäriä mä metsästän
tahdon saada pätevän.
Enkä pelkää ollenkaan!

On kaunis päivä, aurinko paistaa,
katsokaa kaikkia noita kukkia!
Heinää!
Pitkää, korkeaa, tuuheaa heinää!
Sitä ei voi alittaa! Sitä ei voi ylittää!
Sitä ei voi kiertää! Täytyy mennä läpi!

Lääkäriä mä metsästän ...

Mutaa! Ilkeää, limaista, inhottavaa mutaa!
Sitä ei voi alittaa! Sitä ei voi ylittää!
Sitä ei voi kiertää!Täytyy mennä läpi!

Lääkäriä mä metsästän ...
Silta!
Pitkän pitkä silta! Sitä ei voi alittaa!
Sitä ei voi ylittää! Sitä ei voi kiertää!
Täytyy mennä poikki!

Lääkäriä mä metsästän ...
Luola!
Synkkä pimeä luola! Sitä ei voi alittaa!
Sitä ei voi ylittää! Sitä ei voi kiertää!
Täytyy mennä sisään!

Jotakin valkoista, jotakin nöyryyttävää,

jotakin säälittävää,
jotakin vailla ymmärrystä
jotakin ei pidettyjä lupauksia
sehän liikkuu ja sillä on stetoskooppi

se on LÄÄKÄRI

Äkkiä pakoon!
Silta, mutaa, heinää
Avatkaa ovi, sulkekaa se, äkkiä!
SLÄM!

LUKU 3, LÄÄKÄRIN METSÄSTYS

Ajaessani Helsingistä kotiin toukokuun alussa, vasen jalka meni aivan kramppiin ja niskasta rintarankaan ulottuvalla matkalla oli valtava kipu. Matka meni itkiessä. Tiesin etten pysty enää ajamaan pitkiä matkoja autolla. 12.5 menin yksityiseen lääkärikeskukseen yleiskirurgin vastaanotolle. Hän kirjoitti sairaslomaa ja määräsi kipulääkettä jota joutuisin itse itseeni pistämään. Pistin itseäni 1-2 kertaa päivässä ja käytin lisänä morfiinia, diapamia ja rivatrilia. Ensimmäinen kerta pistämisessä oli pahin. Oli pelottavaa tunkea neula itseensä ja työntää kirvelevää lääkettä ruiskusta lihakseen. Siihen kyllä tottui. Lääkkeestä saatu hyöty oli suurempi kuin haitta. Lääke auttoi hetkeksi. Nukkuminen oli kipujen vuoksi nyt niin vaikeaa, että oli määrättävä lisää unilääkettä. Tällöin ajatuksena oli, että sairaala johon juuri viikkoa aikaisemmin oli lähete leikkausarvioon tehty, leikkaa ja olen jonossa. Sairasloma alkoi 12.5. 13.5 tuli kuitenkin tieto, että sairaala oli käännyttänyt lähetteen näkemättä minua. Vastaavan lääkärin mukaan aihetta leikkaukseen ei ole joskaan ei kyllä magneettikuviakaan ole käytettävissä. Vastaavan lääkärin mukaan enemmänkin huomiota olisi kiinnitettävä huomattavaan ylipainoon jolla oireista suurin osa selittyy ja ohjata minut tässä tilanteessa laihdutushoitoon. Varasin jälleen ajan yksityiseen lääkärikeskukseen yleiskirurgille sekä neurokirurgille. Ajattelin etten halua kärsiä kivuistani enkä käden toimintakyvyttömyydestä joka oli alkanut. Mietin, että leikkaus voitaisiin tehdä yksityisesti. Yleiskirurgi kirjoitti jälleen sairaslomaa 19.5 sekä lisää injektiolääkettä. Kipu säteili tuolloin lannerankaan

asti. 19.5 myös neurokirurgi soitti minulle. Hän halusi neurologin tekstit joita oli kerääntynyt paljon. Olin käynyt vuodesta 2005 samalla neurologilla joka tutki lannerangan leikkausta edeltävän ajan sekä sen jälkeisen ajan minua eli hänellä oli loistavat tiedot sairauteni ja oireideni kehityksestä. Yksityinen neurokirurgi halusi myös kaularangan taivutuskuvat joissa kävin yksityisesti 20.5. 2.6 neurokirurgi on kirjoittanut, että fysiatrini on suositellut leikkausta. Neurokirurgi oli myös kirjoittanut käynnistäni röntgenissä ja rtg-kuvista; "nikamat linjassa". Melko tyhjentävä lausunto ottaen huomioon, että röntgenkuvat maksoivat lähes 80 euroa. 9.6 menin ensimmäisen kerran neurokirurgin vastaanotolle yksityiselle lääkäriasemalle. Kipua oli vasemmassa yläraajassa, niskasärkyä, kramppeja niskan/lapaluiden alueella, äänen käheyttä, pään kiertäminen aiheutti oksentelua/pahoinvointia, vasemmasta yläraajasta lähti ajoittain tunto. Neurokirurgi ei kuitenkaan vakuuttunut oireiden olevan kaularankaperäisiä vaan halusi tarkat neurologiset tutkimukset. Minulle oli tehty useita neurologisia tutkimuksia eikä niistä mitään poikkeavaa ollut löytynyt.
Neurokirurgi ei siitä huolimatta vakuuttunut asiasta vaan halusi minut yliopistolliseen sairaalaan neurologin tutkimuksiin.
Tiesin sairaalan jonotilanteen ja halusin tutkimukset yksityisesti sillä kivut olivat tässä vaiheessa niin kovat ja tunne koko elämänhallinnan menettämisestä oli niin suuri, että halusin nopeasti tutkimukset suoritettavaksi. Neurokirurgi halusi määrätä selkäydinnäytteen. Hänelle ei kelvannut myöskään minua pitkään tutkineen Neurologin tutkimustulokset vaan halusi minun menevän uuden neurologin luo joka myös vastaanotti tuolla samalla lääkäriasemalla. Sairaslomaa kirjoitti kuukauden. 9.7

riasemalla. Sairaslomaa kirjoitti kuukauden. 9.7 menin jälleen yksityiseen lääkäriasemaan ja vapaana olevalle lääkärille joka sattui olemaan Ortopedi. Hän kirjoitti lisää sairaslomaa sekä lisää injektiolääkettä. Ortopedi alkoi myös järjestää aikaa lumbaalipunktioon joka oli edelleen vaiheessa. Yliopistollisesta sairaalasta ei ollut tullut mitään vastausta. Neurokirurgi oli kuitenkin sinne lähetteen tehnyt. Ortopedi yritti tavoittaa minua 11.7 koska lumbaalipunktion indikaatiosta ei ollutkaan tietoa. Soittoaika olisi seuraavana tiistaina 15.7 Neurokirurgille. 15.7 minulla oli myös varattu aika neurokirurgin suosittelemalle neurologille jonka piti kaikkien mukaan ottaa lumbaalipunktio tänä päivänä. Olin ollut ravinnotta aamusta lähtien sillä toimenpide piti suorittaa heräämössä humautuksessa. Neurologi ei ollut kuullut koko toimenpiteestä tai, että sellainen oli ohjelmoitu tälle päivälle. Perusteli kiireillään ja potilaillaan. Neurokirurgi oli soittanut neurologille ja ollut edelleen sitä mieltä, että minun sinne yliopistolliseen sairaalaan tulisi odottaa ja mennä tarkkoihin tutkimuksiin ettei vain olisi mitään harvinaista neurologista sairautta. Yliopistollisesta sairaalasta oli tullut aika samana päivänä joka olisi 10.10 ja erikoistuvalle neurologille. Lähete oli hävinnyt ja sen vuoksi aika meni noin pitkälle. En suostunut odottamaan sinne asti.
 Neurologi teki nopean tilannekatsauksen ja kehotti tulemaan uudelleen paremmalla ajalla joka olisi 24.7. 24.7.menin jälleen neurologin vastaanotolle. Nyt hän oli perehtynyt papereihini paremmin ja teki tarkemmat tutkimukset. Neurologin mielestä mitään selkeästi neurologista ei tullut esille. Oireet olivat kyllä oudot, mutta hän ei nähnyt mitään syytä lähteä ottamaan esimerkiksi lumbaalipunktiota tai ENMG:tä. Hänen mielessään käväisi

jokin autoimmuunitauti ja sen johdosta suositteli, että minun pitäisi käydä sisätautilääkärillä. Lupasi vielä soitella kunhan on miettinyt jatkoa.(huomautus; 21.11. mennessä ei ole soittanut). Määräsi myös thorax-rtg.n hengittämisen raskauden vuoksi. Huomautuksena että painoa oli kerääntynyt 78kg:sta kilosta102 kiloon joten tuolla painon lisääntymisellä voi olla merkitystä hengittämisen raskauteen. Odotin jonkin aikaa soittoa ja kun kivut kävivät aina vain kovemmiksi ja tavarat alkoivat tipahdella käsistä, varasin ajan yksityiseltä reumatologilta. Olin itse kirjoittanut verikokeet jotka toivoin hänen määräävän sillä halusin poissuljettavan KAIKKI autoimmuunisairaudet

jotta kukaan ei pääse sanomaan, että jokin oli jäänyt tutkimatta.

Reumatologi kirjoitti laboratoriolähetteen joskin puhisten, pihisten ja huokaillen; "tämä on ennen kuulumatonta". "Näin ei ole toimittu koko hänen 20-vuotta kestäneen uransa aikana". Lähetteen sain "pulputuksesta" huolimatta. Verikokeissa kävin heti. Vastaukset soittaisin. Tulokset tulivat ja kaikki oli normaalia eli ei autoimmuunitautia. Reumatogi ei ottanut jatkoihin mitään kantaa. Kehotti pudottamaan painoa muutamia kiloja ja harrastamaan liikuntaa niin kyllä se siitä. Tässä vaiheessa morfiinin käyttö oli jo lisääntynyt ja mukaan oli tullut myös lisää eri vahvuista morfiinia.Tuntui kuin kävelisi pystysuoraa seinää. Kukaan ei halunnut ottaa hoidosta vastuuta. Neurokirurgista en ollut kuullut mitään. 27.8 Menin vielä Sisätautien erikoislääkärille selvittämään autoimmuunitutkimuksia. Sisätautilääkäri totesi, että leikkaus olisi varmasti välttämätön sillä vahvojen lääkkeiden käyttö on johtanut tilanteen vain umpikujaan. Kortisonin positiivista vaikutusta pohdittiin kipuihin. kroonisessa kivussa kortisoni joskus kuulemma voi helpottaa oireita hetkellisesti. Sairaslomalla olin koko ajan. Sanomattakin on selvää, että työpaikalta soiteltiin ja kyseltiin vointia. Jossakin prosessin vaiheessa (joka kesti ja kesti) minulle tuli tunne ettei minua enää uskota. Pelkäsin irtisanomista. Sen lisäksi minulla oli edelleen asunto Helsingissä josta maksoin vuokraa vaikka siellä en enää asunutkaan. Halusin tuoda esiin päivämääriä joista näkee miten iso "pompottelu on ollut eri lääkäreiden välillä. Ajatus erikoislääkärin sanomisesta; "soitellaan" jonka pitäisi olla jonkinlainen hoitosuunnitelma, ei vakuuta potilasta siitä, että on hyvissä käsissä. Soittoja olen saanut odottaa. Olen joutunut etsimään lääkäreitä jotka ensinnäkin määräävät laboratoriotutkimukset joilla pois suljetaan autoimmuunitauti ja niiden valmistuttua ei kerro mitään. Käskee salille ja painoa pudottamaan. Minun on varattava aika uudelle lääkärille jotta saan tietoa mitä mikäkin arvo tarkoittaa. Sitten huippuna neurokirurgi joka aloitti koko "sopan" ja ei ole ottanut mitään yhteyttä sen jälkeen kun toivoi neurologisia testejä jotka tehtiin. Onko tämä potilaasta huolehtimista? Minusta se on tyyliin pois käsistä, pois mielestä, ovesta ulos, kyllä se seuraavan lääkärin jostain löytää. Neurokirurgeja ei ole. Turun seudulla on kaksi joista toiselle jätin useita soittopyyntöjä joihin yhteenkään hän ei vastannut. Lähetin hänelle sähköpostia joista yhteenkään hän ei vastannut. Niin ja tämä toinen neurokirurgi jätti sitten oman onneni nojaan. Helsingistä tavoitin yhden neurokirurgin joka haukkui minua kirjaimellisesti puolituntia ja rahasti 90 euroa. Hän ei halunnut edes magneettikuvia nähtäväksi. Olin se resursseja tuhlaava ja aikoja "oikeilta sairailta" vievä potilas. Eihän minulla nyt ollut kun kipuja ja vähän pullistumaa kaularangassa. Käsien toimintakyvyn heikkeneminen ei nyt ainakaan liity tuohon minulla olevaan vaivaan. Muistaakseni mainitsi myös jotakin psyykkisen puolen osuudesta kipu- ja vastaaviin tuntemuksiin. Haukkui ylipainoiseksi.

Ei kuitenkaan ollut kiinnostunut tietämään, mistä syystä olin niin ylipainoinen? Kaikki ajattelevat aina ja joka kerta, että olet lihava vain syötyäsi paljon. Minä en syönyt. En pystynyt kun pahoinvointi oli kovaa. Jogurtit menivät alas ja joskus joku makaroni ja tonnikala. En myöskään käynyt vessassa. Nestekertymä oli valtaisa, mutta ketä se kiinnosti kun on lihava niin on lihava. Salille tuokin neurokirurgi käski vetämään rankkaa treeniä niin kaikki oireet lähtee sillä. Samoin eräs toisen alan lääkäri sanoi:" jätät ne kolme ateriaa päivässä väliin niin saat painoa alaspäin, "sulla kun näyttää sitä kerääntyneen". En jaksanut siinä alkaa väittelemään etten syönyt kuin yhden aterian joten millä laskutoimituksella siitä voi vähentää kolme? Nämä ovat sarjassamme niitä joille joskus voi jopa nauraa. Siinä tilanteessa ei naurata, mutta jälkeenpäin ehkä. Tarkkaan muistan jokaisen lääkärin ja jokaisen lääkärin sanomiset, kohtaamisen ja onko hoitosuunnitelmaa tehty ja onko se pitänyt. Kipuihin kukaan lääkäreistä ei ottanut kantaa. Kipu on sivuseikka vaikka se on juuri tärkein oire. Kipu tekee sinusta toimintakyvyttömän, lääkeriippuvaisen, erakoituneen omaan itseesi. Kukaan muu ei sinua ymmärrä kun lääkkeet ovat muokanneet sinusta aivan toisenlaisen ihmisen. Se ihminen et ole sinä itse. Lääkkeiden pitkäaikaisvaikutukset ovat kamalia. Minä valitin usein etten halua syödä lääkkeitä, eikö voitaisi leikata? Aina leikkaus oli pahempi vaihtoehto kuin lääkkeiden syönti. Opiaattisukuisia lääkkeitä et saa. Sinulla tulee olla valmiina ymmärtäväinen lääkäriä joka sinulle sitä kirjoittaa. Minulla oli onneksi näin. Kukaan ei edes ehdottanut. Jos kysyin, niin vastaus oli "eihän meillä sellaisia". Minulla kivut olivat niin kovat ettei millään normaalilla pillerillä saatu edes minimaalista hyötyä. Lisäksi 47 lääkeaineallergiaa aiheuttivat valikoiman suppeudun. Kipu ei lääkärien mielestä ole hoitoa vaativa. Se ei olekaan sairaus vaan sen kivun takana on se sairaus joka pitäisi löytää ja sen jälkeen yrittää hoitaa. Minulla oli selvä todistusaineisto magneettikuvista. Siellä se vika on, mutta kun oireeni eivät olleetkaan oppikirjan mukaiset. Tässä tapauksessa yhtälöksi tulee, että vian on pakko olla jotakin hyvin extremeä ja sen tutkimiseen tuhlattaisiin rahaa. Ollaan valmiita tekemään vaikka mitä tutkimuksia siitäkään välittämättä, että kaikki tutkimukset on jo tehty. Ne voidaan aina tehdä uudestaan. Joo, ei kiitos. Minä metsästin sitä oikeaa lääkäriä. Istuin netissä ja etsin tietoa eri lääkärikeskuksista jos jostakin löytyisi vielä yksi neurokirurgi. Minua sattui. Olin sekaisin lääkkeistä ja kuitenkin jollakin voimalla jatkoin aina eteenpäin. Vastassa oli aina jokin este joka oli ylitettävä tai mentävä vain vauhdilla läpi. Jostakin kuulin jonkun sanovan; "koputa niin moneen oveen, että se joskus avataan. Istu niin monessa odotushuoneessa, että apu tulee". Jostakin tiesin, että minun oli tehtävä juuri näin. En jaksanut edes puhua sairastelustani. Asia oli niin loppuun kulunut kuten minäkin.

Tein töitä yksin. Työksi voi sanoa tuota lääkärin metsästystä. Aina hetken ajan oli toivo kun löytyi uusi lääkäri. Vastaanoton jälkeen saapui pettymys. Ei vieläkään. Pelolle ei voinut antaa valtaa. Mikäli olisin pelännyt tilanteeni puolesta liikaa, en olisi kyennyt raahautumaan aina uudelle ja uudelle ovelle koputtamaan. En laskenut odotushuoneita joissa istuin, seisoin, kävelin. En laskenut lehtiä joita ehdin odottaessani lukea. En laskenut ovia joita koputin. En laskenut tunteja joina odotin lääkärien ollessa myöhässä. En laskenut lääkäreitä joita kättelin. En laskenut rahoja jotka menetin. En laskenut öitä jotka valvoin.

LUKU 4, SAIRAALAAN

Heräsin eräänä lauantaina koviin, oikean olkavarren kipuihin. Kipu oli niin repivää, että se sai huutamaan tuskasta. Olin ajatellut etten vaivani kanssa lähde sairaalaan saatikka terveyskeskukseen. Olin ollut niin pettynyt aikaisemmin saamaani kohteluun. Tuntui kuin lähtisin aivan turhan vuoksi. Ei minulla mitenkään voinut olla vikaa joka vaatisi hoitoa. Eihän näin ollut aikaisemminkaan. Minun piti niellä sanani ja ajatukseni sillä kipu voimistui ja käsi tuntui aivan "oudolta". Siinä ei ollut voimaa eikä tuntoa. Sain kättä nostettua ylöspäin jos halusin, mutta tavaroita en voinut kantaa tai nostaa kädellä. Kädessä tuntui myös kuin joku pitäisi kylmäpakkausta olkavarressa vaikka siinä ei mitään ollutkaan. Päätin soittaa terveyskeskuksen päivystykseen ja kysyä mahdollista aikaa päivystykseen. Virkailija vastasi heillä olevan hyvin täyttä, mutta kysyi vaivan luonnetta. Kerroin oirekuvani ja myös sen, että aikaisemmin kaularangassa on todettu pullistuma joka painaa selkäydintä. Virkailija antoi ajan, koska vaivani kuulosti siltä, että päivystyskäyntiin olisi aihetta. Menin terveyskeskukseen ja odotin odotushuoneessa. Olin varautunut pitkään odotukseen. Normaalisti käsitykseni oli, että päivystyksessä joutuu aina odottamaan eikä annetut ajat milloinkaan pidä. Yllätyksekseni pääsin kymmenen minuuttia myöhemmin vastaanotolle. Lääkäri oli nuori nainen jota en ollut aikaisemmin tavannut. Miten olisin voinutkaan sillä en ollut käynyt terveyskeskuksessa moniin vuosiin. Lääkäri kyseli oireita ja aikaisempia tutkimuksia. Hän huomasi myös voimakkaat kipuni. Nopeasti lääkäri suoritti pakolliset testit. Puristusvoimani molemmista käsistäni, refleksien toimivuu-

den, sormien harottamisen ja sormien yhteen laittamisen, työntövoimat ja niin edelleen. Voimat olivat selkeästi alentuneet oikeassa kädessä ja myös jalassa. Refleksien löytäminen oli vaikeaa. Nopeasti lääkäri totesi, että kivut näyttävät olevan niin voimakkaat jotta sairaalaan pitäisi lähteä. Lääkäri oli myös tyytyväinen minun mukana tuomiin papereihin joista selvisi aikaisemmat tutkimukset sekä "taudin" eteneminen. Hän kirjoitti lähetettä ja kehotti sairaanhoitajaa antamaan minulle kipuihin oxynorm injektion ennen kuin lähden. Lähete kädessäni lähdin kotiin. Minulta kiellettiin autolla ajaminen joka sinänsä oli selväkin. Oikean käden ollessa toimintakyvytön, autolla ajo oli vaikeaa. Minulla on automaattivaihteinen auto joten se hieman helpotti ajamista. Lääke jonka sain sekoitti päätä ja siitä johtuen en olisi voinut ajaa sairaalaan. Kotona aloin miettiä toista ongelmaa. Kuka minut veisi sairaalaan? Kuka hoitaisi lapsia? Mieheni oli tietysti töissä ja iltavuorossa. Näin ne vaivat alkavat yleensä mahdollisimman epäsopivaan aikaan. Isäni ei ollut innostunut minua sairaalaan viemään eikä hoitamaan lapsia. Isäni oli kuitenkin luvannut miehelleni puhelimessa, että ottaa lapset hänen luokseen ja heittää minut sairaalaan.
Minun olisi kuitenkin pitänyt ajaa 30 kilometriä hänen luokseen lapset kyydissä joten sen sain unohtaa. Lasten toiset isovanhemmat olivat aloittaneet jo lauantaipäivän "riennot" ja olivat hunningolla kuinkas muutenkaan. Oma äitini ei ollut pitänyt yhteyttä yli yhdeksään kuukauteen joten häneltä apua oli turha edes kuvitella pyytävänsä. Hän oli vieraampi ihminen kuin useimmat ystäväni. Soitin ystävälleni ja kysyin häneltä apua. Ystäväni olisi tullut Turusta hakemaan ja vienyt sairaalaan sekä hoitanut lapsia, mutta hänellä ei ollut autoa. Seuraavaksi soitin toisel-

le ystävälleni joka suostui minut viemään sairaalaan jos hän saisi viedä minut omalla autollani. Tietenkin tämä sopisi minulle. Toinen ystäväni lupasi tulla hoitamaan lapsia noin kahden tunnin kuluttua kunhan on saanut auton. Lapset pärjäävät keskenään hyvin kaksi- kolme tuntia. Lapset menivät naapuriin siksi aikaa kun kaverini tulisi. Asiat olivat nyt järjestyksessä koskien minun pääsyäni sairaalaan ja lasten hoitoa.

Ensiapuun menin ja annoin lähetteen virkailijalle joka ohjasi minut odottamaan operatiiviselle puolelle. Menin istumaan aulaan jossa ei ollut televisiota eikä juotavaa eikä lehtiä. Eräs mies istui odottelemassa aulassa ja kysyin häneltä tiesikö hän täällä olevan televisiota tai juoma-automaattia? Hän vastasi ettei ollut tietoa ja vaihtoi nopeasti istumaan kauemmaksi minusta. Mietin ihmisten olevan sitten ylpeitä ja tylyjä. Mitä siinä odottaessa olisi muutakaan tehnyt kuin jutellut jonkun toisen henkilön kanssa? Hän teki selväksi ettei ollut halukas kommunikoimaan joten istuin hiljaa ja odotin. Kohta kuulin nimeni sanottavan jostakin käytävältä. Menin äänen suuntaan ja siellä odotti parrakas lääkäri joka tervehti minua. Minä en voinut tervehtiä oikealla kädellä joten annoin vasemman. Mies oli ortopedi joka kyseli oireiden alkamisesta ja kaikki samat kysymykset jotka oli jo esitetty terveyskeskuksessa. Hän mainitsi myöskin mahdollisesta leikkauksesta. Kysyin häneltä; poistaisiko leikkaus kivut sekä palauttaisi käden toimintakyvyn? Hän vastasi: leikkauksesta olevan hyötyä mitä nopeammin se tehdään. Kaularangan alueen kipu yleensä häviää heti, mutta käsien toimintakyky ja niiden korjaantuminen riippuvat monesta tekijästä. Ortopedin puheista sai vaikutelman, että hän olisi ollut leikkauksen kannalla. Ikävää tietysti oli ettei hän voinut kyseistä leikkausta suorittaa vaan siihen tarvitaan neurokirurgi. Ortopedi määräsi laboratoriokokeita joista lähes kaikki olivat tulehduksen poissulkemiseksi. Ortopedi määräsi myös toradol kipupiikin jotta saisin helpotusta edes vähän kipuihini. Seuraavaksi tulisi neurokirurgi katsomaan ja arvioimaan tilannetta. Itkin kivusta ja pääsin istumaan käytävälle paikkaan jossa en olisi kaikkien silmien alla. Istuin ja itkin ja odotin kunnes laboratoriohoitaja saapui kärrynsä kanssa ottamaan näytteitä. Kysyin häneltä miten kauan vastausten tuleminen kestää? Hän sanoi siihen menevän noin tunnin verran. Istuin jonkin aikaa ja toradol lääkkeen vaikutus alkoi tuntua helpottavan oloa.

Ei se kipuja kokonaan vienyt, mutta auttoi hieman. Odotettuani noin tunnin, saapui neurokirurgi. Hän oli nuori nainen joka teki samat tutkimukset kuin terveyskeskuksessa oli jo tehty. Kyseli myös oireiden alkamisesta ja kertoi ettei edelliset magneettikuvat selitä kaikkia oireita ja tarvitaan uusi magneettikuva. Olihan edellisistä kuvista aikaakin jo 7 kuukautta. Yleensä kuvat eivät saa olla puolta vuotta vanhemmat mikäli operaatiota mietitään. Hän lupasi yrittää kuvien ottamisen järjestelyä päivystyksenä, mutta ei uskaltanut varmuutta asiaan antaa. Hän myös antoi luvan juoda sillä leikkausta ei suoritettaisi sinä päivänä. Menin jälleen käytävälle odottamaan. Hain myös kupin ja join vessasta hakemaani vettä useita mukillisia. En tiedä miten kauan istuin ja odotin kunnes neurokirurgi tuli sanomaan ettei kuvien ottaminen järjesty tänään. He yrittävät saada sen huomiselle eli sunnuntaiksi. Hän myös laittoi minut osastolle kivun hoitoon ja odottamaan magneettikuvaukseen sekä jatkotoimenpiteiden suunnitteluun. Yleensä näissä tapauksissa kuulemma odotetaan muutama viikko ennen kuin tehdään mitään. Yleensä ensin yritetään lääkehoitoa ja tukikauluria ja vaiva paranee usein itsestään. Kerroin minun olleen erittäin kivulias jo 5 kuukautta ja käyttäneeni vahvoja kipulääkkeitä sieltä asti. Neurokirurgi hieman hämmästeli. Aivan kuin hänellä ei olisi ollut tietoa siitä miten kauan tilanteeni oli jatkunut. Kertoi, että odotetaan nyt ne lausunnot kuvista ja palataan sen jälkeen asiaan. Hän järjestää paikan neurokirurgiselle osastolle jossa saan lääkettä. Tukikauluri laitettiin myös. Kauluri oli valtavan iso sekä kova kuin kivi. Kauluri painoi leuan alta ja hiersi välittömästi sinne haavan. Erittäin epämukava ja ajattelin ettei nukkumisesta tule mitään mikäli yölläkin täytyy kyseistä kapistusta pitää. Yritin sanoa, että kotona olen kauluria käyttänyt eikä se tilannetta ole korjannut saatikka parantanut. Ei vastaväitteitä vaan kauluria oli pidettävä jotta säästytään pahemmilta vahingoilta. En joutunut odottamaan kauan kunnes hoitaja tuli saattamaan minua osastolle. Pyysin vielä itselleni takaisin omat paperini jotka olin tuonut mukana sairaalaan. Papereiden joukossa oli myös levyke edellisestä magneettikuvasta jonka halusin itselleni. Hoitaja ei ensin löytänyt niitä ja alkoi hieman hermostua. Kyseli minkälaisia papereita ja minkälainen levyke? Vihdoin ne papereiden joukosta löytyivät ja sain ne takaisin itselleni. En siinä hississä ehtinyt tarkistamaan oliko kaikki tuomani paperit annettu takaisin.

Osastolle saavuttuani minulle kerrottiin heti ettei huonepaikkaa ole vaan joudun käytävälle päiväsaliin. Tämä ei haitannut sillä ennemmin olen käytävällä ja kuuntelen yön ääniä kuin huoneessa jossa neljä muuta kuorsaavat kuorossa. Päiväsalissa oleminen mahdollisti myös televi-

sion katselun sekä oman rauhan.
Ei tarvinnut ottaa muita huomioon ja sai valvoa sekä liikkua kuten itse halusi.

Tiesin myös osaston olevan niin sanotusti hyvän hoidon osasto. Olin itse ollut joskus muutamia vuosia sitten töissä kyseisellä osastolla ja tiesin hoidon laadun olevan korkealla. Heti sain kipulääkettä ja minulle myös sanottiin "pyydät heti sitten vaan kun siltä tuntuu". Osastolla oli tuttuja ihmisiä joiden kanssa olin muutamia vuosia sitten tehnyt töitä. Yö tuli ja meni. Kipuja oli jotka herättivät ennen kolmea. Menin pyytämään kipulääkettä. Kukaan ei itse tullut kysymään kivuista tai voinnista vaan minun oli aina etsittävä hoitajia jostakin ja pyydettävä lääkettä. Pikkuhiljaa minusta alkoi tuntumaan ettei mikään lääke auttanut. Oxynormin vaikutus oli puoli tuntia ja toradolin hieman kauemmin. Käytin varmasti kaikki määrätyt annokset kipulääkkeitä. Sunnuntaina päivysti eri neurokirurgi. Yllätyksekseni huomasin lääkärin olevan saman joka yksityispuolella oli "heittänyt minut pois käsistään". Satuin ohimennen törmäämään häneen ja kysyin mahdollisuudesta saada lääkelistalle pitkävaikutteista morfiinisukuista lääkettä joka ehkä olisi mahdollistanut sen etten olisi lyhytvaikutteista tarvinnut niin usein. Hän lupasi tulla katsomaan minua ja miettivänsä asiaa. Sanoi myös, että hyvä kun magneettikuvat otetaan sillä hän olisi määrännyt ne myöskin otettavaksi yksityispuolella jonne minulla olisi ollut aika seuraavana päivänä. En tiedä pitäisikö ihmetellä ettei tämä kyseinen lääkäri koskaan tullut minua tapaamaan? En ihmetellyt myöskään sitä ettei pitkävaikutteista morfiinisukuista lääkettä listalle tullut. Hoitajat olivat ymmällään. Eivät tienneet yhtään mistä

puhuin kysyessäni heiltä asiasta. En tiedä pitäisikö ihmetellä sitäkään, että tämä lääkäri oli vähentänyt kipulääkityksen määrää oleellisesti. Jouduin lähes paniikkiin kun kuulin, että minulla yllättäen onkin jäljellä enää kolme annosta oxynormia ja kello oli vasta yhdeksän aamulla. Epäoikeudenmukaista ettei potilasta informoida lääkemuutoksesta. Mikäli olisin tiennyt kyseisen lääkkeen vähentämisestä, olisin laskenut tunteja kuinka kauan kärsin ennen seuraavaa annosta. Nyt kun asiasta tiesin, aloin laskea tunteja. Huusin tyyny kasvoillani ja itkin kivusta. Eräs hoitaja sattui paikalle ja kysyi tarvitsenko lääkettä? Vastasin etten voi ottaa sillä minun on säästettävä lääkettä iltaan ja yöhön jotta saan nukuttua. Hoitaja sanoi ettei kipua saisi ehdoin tahdoin kärsiä. Oliko minulla vaihtoehtoja? Minulla oli myös omat lääkkeet mukana ja houkutus ottaa niitä oli suuri. Mietin kuitenkin, että siinä tapauksessa todellisia kipujani ei huomioida. Mikäli olisin ottanut pitkävaikutteisen morfiinin enkä siitä kenellekään olisi kertonut, kipuni olisi katsottu vähentyneen. Sairaalassa ollessa mietin myös usein, miksi kotiin määrättyjä lääkkeitä ei voi käyttää. Sairaalassa määrätään tietyt lääkkeet ja niiden ottamista noudatetaan. Heti kun kotiudut, saat käyttää taas kotiin määrättyjä lääkkeitä. Näin ollen siis kärsin kipuja.
kivut lisääntyivät kädessä. Pään taivuttaminen vasemmalle tai eteen aiheuttivat repivän säryn oikeassa olkavarressa. Ei auttanut kuin kestää ja laskea tunteja. Kello kaksitoista päivällä minulle ilmoitettiin, että pääsen magneettikuvaukseen kello 13. Laskin, että tarvitsen kaksi kipupiikkiä ennen sitä ja otin vielä omista lääkkeistä diapamin sekä rivatrilin. Makaaminen kovalla lavitsalla ja ahtaassa putkessa jossa kädet tulisi pitää vartalon si-

vuilla, tuntui kamalalta. Uskoin etten kestäisi sitä kivun vuoksi. Onneksi diapam sekä rivatril sekoitti päätä niin paljon etten välittänyt mistään. En kertonut kenellekään ottaneeni omia lääkkeitä. Kuka sitä olisi ymmärtänyt? Röntgenissä oli aivan ihana henkilökunta. Harvoin julkisella puolella törmää niin ihaniin ihmisiin. He kertoivat koko ajan mitä tehdään ja yrittivät parhaansa mukaan laittaa oloni mukavaksi. Pehmikkeitä pantiin lannerangan alle ja isoa tyynyä jalkojen alle. Putkeen meneminen on joka kerta yhtä epämiellyttävää. Onneksi sain kuunnella kuulokkeista radiota joka vei ajatuksia pois ajankulusta. Hoitajat myös kysyivät usein "onko kaikki hyvin"? He kertoivat miten kauan seuraava kuvasarja kestää ja olivat muutenkin mukana koko kuvauksen ajan. Kehuivat kuvauksen päätyttyä miten hienosti olin jaksanut pysyä paikallani. Seuraavaksi otettiin röntgenkuvia kaularangasta. Kysyin miten pian kuvien lausunnot olisivat valmiit? Sanoivat, että samana päivänä lääkäri katsoo kuvat ja lausuu ne.

Kuvausten oltua ohi, hoitaja saattoi minut osastolle. menin takaisin omaan kulmaukseeni ja odotin. Jostakin saapui vanhempi rouva toiseen kulmaukseen joka ilmeisesti odotti toimenpidettä maanantaiksi. Nyt en saanut enää olla kuten halusin. Rouva ei ollut puheliasta tyyppiä vaan hyvinkin omissa oloissaan viihtyvä. Haaveeksi jäi katsoa televisiosta idols tai BB. Rouva kun ilmoitti menevänsä nukkumaan jo kello 21. Valot sammuksiin ja televisio kiinni. Menin viidenteen kerrokseen jossa sijaitsi tupakkahuone. Tupakkahuoneessa löytää aina sielunkumppaneita ja juttuseuraa. Siellä kuulee myös tarinoita ja hetken ajan kuvittelee voivansa itse hyvin. Ainakin ajattelee, että voisivat ne asiat huonomminkin olla.

Kukaan ei tullut sunnuntaina kertomaan magneettikuvien tuloksista joten menin yöhoitajalta pyytämään josko saisin lausunnon itselleni. Hoitaja ei nähnyt mitään estettä sille ettenkö lausuntoja saisi. Yöhoitaja oli loistava piikin pistäjä. Sanoinkin hänelle, että olen odottanut hänen pistoksiaan josta hän oli erittäin otettu. Hän toi myös lausunnot. Lausunnot eivät olleet ainakaan rauhoittavia. Tilanne oli kamala. Pullistuma oli niin iso, että likvorpilari hävisi koko leveydeltään. Tämän lisäksi pullistuma riitti ahtauttamaan juuriaukkoja molemminpuolin. Jottei tämäkään riittäisi niin siellä oli kaksi osteofyyttinokkaa jotka ovat luunokkia ja nämä jakautuivat siten, että toinen siirtyi eteen ja toinen taakse. Lausunnossa luki, että pullistuma on vanha ja ahtauttaa ydinkanavaa. Lähetteestä näin miten lääkäri ensiavussa oli kirjoittanut "mikäli pullistuma eikä kipulääkkeet auta, harkittava päivystys kirurgiaa". Olin varma leikkauksesta. Ihmettelin miksi kukaan ei ollut tullut ilmoittamaan löydöksistä? Ajattelin; huomenna tulevat ja sovitaan leikkauspäivä. Olin toisaalta helpottunut, että leikkaus vihdoinkin tulee. Kivut loppuisivat. Tiesin myös riskit. Ainahan on halvaantumisen riski olemassa ja ääni voi lähteä plus kaikkea muuta. Nukutukseen liittyvät omat riskinsä jotka olivat tiedossa. Nämä tuntuivat kovin pieniltä tilaani nähden. Ei minulla ollut mitään menetettävää sillä elämäni tällaisena olisi aivan hyödytöntä. En pystynyt käyttämään oikeaa kättäni lainkaan ja toimintakykyni oli alentunut huomattavasti. Kipujen johdosta; elämänlaatu oli huonoa. Uskoin kaiken korjaantuvan pian. Otin omista lääkkeistäni unilääkkeen kaveriksi rivatrilia ja diapamia. Halusin nukkua jotta huominen tulisi nopeammin. Tahdoin tietää leikkauspäiväni.

Maanantai-aamu koitti. Heräsin viiden jälkeen ja pyysin kipulääkettä. Kuulin, että lääkäreillä on jokin röntgen-meeting ja kiertävät vasta myöhemmin. Kierto olisi niin kutsuttu "isokierto". Kierrolla olisi mukana myös suosittu ja kuuluisa neurokirurgi jonka vastaanotolle olin yrittänyt useita kertoja tuloksetta. Kaikki ajat olivat aina täynnä eikä lääkäri ollut antanut uusia aikoja kiireidensä vuoksi. Toivoin, että nyt saisin vihdoinkin asiantuntevan hoidon ja leikkaus olisi varma. Aika kului eikä ketään näkynyt. Kysyin hoitajalta, että kiertävätkö lääkärit lainkaan. Jostakin hiipi ajatus: "minut on jätetty välistä". Olinko niin pettynyt ja uskoni menettänyt vai kuvittelinko vain? Näin potilaskansioiden ja kärryn olevan huoneen 4 edessä. Kohta olisi minun vuoroni. Itkin kivusta. En uskaltanut ottaa lääkettä sillä ajattelin uskottavuuteni olevan suurempi mikäli kivut olisivat päällä. Jostakin ajatukseeni oli hiipinyt kuvitelma siitäkin ettei minua uskota. Kuvitellaan minun näyttelevän kipujani. Joskus mietin minun tietävän asioista liikaa ja se vähensi uskottavuuttani. Oli syy mikä tahansa. Nyt olin varma, etten lähde sairaalasta ennen leikkausta. Pian saapui lääkärijoukko päiväsaliin. Lääkäri ei kyllä ollut tuo kuuluisa neurokirurgi vaan joku neurokirurgiaan erikoistuva lääkäri jolla oli mukanaan seitsemän tai kahdeksan kandia. Lääkäri sanoi heti ettei mitään leikattavaa ole! Oli myöskin outoa miksi kivut ovat oikealla kun niiden kuvien mukaan pitäisi olla vasemmalla? Oppikirjassa kun sanotaan, että mikäli pullistuma on vasenvoittoinen niin kivutkin ovat vasemmalla. Tämän tiesin itsekin ja olin tiennyt myös pullistuman olevan vasemmalla. Olisiko minun pitänyt valehdella kipujen olevan vasemmalla. Jälkeenpäin ajateltuna en

olisi uskonut sillä olevan merkitystä. Lääkäri ehdotti taas
kerran hermoratatutkimusta. Sanoin, että sitä on jo yritet-
ty vuonna 2006. Siihen lääkärillä tietysti oli vastaus
joo joo, mutta siitä on niin kauan aikaa".
Hän sanoi siirtävänsä minut terveyskeskuksen vuodeosas-
tolle kivunhoitoon! Voi hyvä ihme! Terveyskeskuksen
vuodeosasto on se jossa 80-90-vuotiaat mammat ja papat
makaavat suut auki ja odottavat sitä viimeistä noutajaa.
Lehdet ovat olleet täynnä kirjoituksia miten vanhusten-
hoidossa ei ole tarpeeksi hoitajia ja kaikkia ei ehditä hoi-
tamaan. Minut olisi kuin vitsinä siirretty sinne jossa kusi
ja paska haisee ja hoitajien ainoa tehtävä on huolehtia
vanhusten perushoidosta. Miten he olisivat ehtineet huo-
lehtia nuoren potilaan kivunhoidosta. Ei yliopistotasoinen
sairaala edes saanut kipujani pois. Lääkäri myös sanoi,
että leikkauksessa on niin paljon riskejä ja alkoi luetella;
"äänen käheys, niskan jäykkyys ja käsien toimintakyvyn
menettäminen". Minun tilanteessani sillä olisikin ollut
paljon merkitystä jos ääneni olisi käheä. Enhän ollut tässä
tilanteessakaan pystynyt enää aikoihin laulamaan. Olin jo
luopunut minulle rakkaasta harrastuksestani. Lääkäri ei
antanut minulle mahdollisuutta vastata tai puhua yleisesti
lainkaan. Kandit kirjoittivat kynät sauhuten muistiin-
panoja. Ajattelin, mitä kusipäitä noistakin lääkäreistä
tulee kun esikuvana on sellainen lääkäri kuin tämä eri-
koistuva neurokirurgi oli? Lääkäri sanoi, että näin teh-
dään; ohjelmoidaan hermoratatutkimus poliklinikalle ja
siitä löytyvien vikojen hoito on ihan erilainen kuin tämän
kaularangan. Hän laittaa paperit valmiiksi siirtoa varten
ja näin edetään. Sanoi kandeille, että siirrytään sitten seu-
raavaan ja kaikki seurasivat kengät kopisten "johtaja lää-
käriä" seuraavaan huoneeseen. Itkin hillittömästi. Itkin

kivusta sekä pettymyksestä. Oli niin iso loukkaus edes ehdottaa jotakin terveyskeskuksen vuodeosastoa. Pelkäsin hirveästi tilanteeni puolesta. Oireet olivat edenneet nopeasti ja nyt joutuisin odottamaan lisää. Olin myös neuvoton; mitä seuraavaksi? Otin omista lääkkeistäni oxycontinin eli pitkävaikutteisen kipulääkkeen. Soitin miehelleni ja pyysin hakemaan minut nopeasti pois. Itkin niin etten saanut kunnolla sanoja tulemaan. Mieheni lupasi lähteä heti. Päiväsalissa odotteli huoneeseen pääsyä uusia, leikkaukseen tulleita potilaita. Eräs rouva tuli kaularangan leikkaukseen jossa oli pullistuma ja jotain muuta vikaa. Nuori tyttö odotteli lannerangan pullistuman leikkaukseen. Pullistuma oli todettu edellisenä päivänä ja nyt hänet leikattiin. Eräs vanhempi rouva odotteli aivoissa olevan pullistuman aneurysman poistoon. Jokainen puristeli päätään ja sympatiat olivat puolellani. Pyysin hoitajaa joka käveli ohi, avaamaan kaapin jossa olisi minun vaatteeni. Sain vaatteet ja pukeuduin nopeasti jonka jälkeen menin tupakalle. Tupakkahuoneessa oli eräs potilas samalta osastolta jonka kanssa olimme jutelleet paljon. Kerroin nopeasti lääkärin kannan tilanteeseeni ja miten perusteltua oli ollut ettei leikkausta tehdä. Tämä potilastoveri pyöritti päätään ja sanoi, että "on se tosi jäätävää" ja "mitä nyt"? "Jäätävä" oli hyvä sana kuvaamaan sen hetkistä tunnelmaa.
Osastolle päästyäni mieheni tuli ja silloin purkautui kaikki toivottomuus, kipu, pelko ja suru. Itkin hänen paitaansa vasten niin, että päiväsalissa olleet potilaatkin alkoivat nyyhkiä. Joku sanoi jostakin "voi voi". Mitä siinä olisi voinut muuta sanoakaan. Siihen sisältyi kaikki. Mieheni oli vaikea pidätellä itkua. Hän elää ja asuu kanssani. Hän joutuu elämään osan kivuistani. Jostakin kaukaa kuulin

hänen sanovan "mulla taitaa olla muutama sana sanottavana sille lääkärille". Mitä se olisi auttanut? Ehdotin hänen ottavan ennemmin yhteyttä ylilääkäriin jos jotakin haluaa sanoa. Hän tyytyi vain sanomaan "lähdetään menemään täältä". Kanslian luukulla sanoin hoitajalle, että lähden nyt. Hoitaja ihmetteli silmät pyöreänä, että eikös mun pitänyt lähteä jatkohoitoon...? sanoin, että lähden kotiin nyt. Hoitaja ehdotti kuitenkin, että odottaisin niin kauan, että paperit ovat valmiina. Mitä helvettiä minä teen millään papereilla? Hän halusi lääkärin vielä tulevan ja minun odottavan sen aikaa. En suostunut joten hän käski lähimmän lääkärin joka huoneessa sattui olemaan, tulevan keskustelemaan. Lääkäri kysyi mikä tilanne? Sanoin lähteväni kotiin sillä ei täälläkään saatu kipuani kuriin. "Millä minä meinaan kotona pärjätä"?, kysyi lääkäri. Vastasin minulla olevan kotona lääkkeitä niin paljon, että saan hoidettua kipuani siellä lähes samoin kuin täällä. En voi enää pistää itseäni ja toradolista tulikin lopuksi jo hirveät vatsakivut joten en sitä voisi käyttääkään. Pistin itseeni toradolia neljän kuukauden ajan joten itseäni pistäminen ei hirvittänyt jos lääkettä joskus voisin taas käyttää. Lääkäri pyöritti päätään ja ynisi jotain "ei se nyt..." Lääkäri sanoi myös hermoratatutkimuksesta, että sinne poliklinikalle..."En mene" vastasin. Aivan turhaa resurssien tuhlausta. Neurologi oli yksityisellä puollella tehnyt kattavat tutkimukset ja tullut siihen tulokseen ettei hermoratatutkimuksella tilannettani selvitetä. Mieheni kysyi tässä kohdassa lääkäriltä; "voitko sanoa missä kunnossa täytyy olla kun seuraavan kerran mietitään sairaalan tulemista? Pitääkö olla kädetön, jalaton, virtsan tuleminen loppu, paskantamisen kanssa ongelmia vai mitä? Lääkäri ynisi jälleen jotain, ettei se nyt noinkaan ole. Kun leikka-

uksessa on ne riskit... Minä sanoin, että "mulle selvitettiin ne kyllä. Äänen käheys, niskan jäykkyys". "Ei, ei" lääkäri vastasi: "Niinhän mulle just sanottiin! Valehteliko se toinen lääkäri"? "Näissä nyt odotetaan yleensä puoli vuotta, että tilanne korjaantuu itsestään" Sanoi lääkäri. Kerroin minun tilanteeni olleen vuodesta 2007 maaliskuusta huonompaan suuntaan eli olen odottanut puolitoista vuotta tilanteen korjaantumista eikä korjaantumista ole tapahtunut. Huonompaan suuntaan ollaan jatkuvasti menty. Pitääkö minun odottaa seuraavat puolitoista vuotta??? Lääkäri ei tuntunut tietävän yhtään tilanteestani. Antoi vaikutelman kuin olisi luullut oireideni alkaneen tuolloin lauantaina kun olin sairaalaan tullut. Mieheni kysyi taas " sano nyt saatana, missä kunnossa pitää olla, että tiedetään seuraavalla kerralla eikä turhaan kuluteta resursseja"? Lääkäri sanoi "ei siihen ole mitään yhtä oikeaa vastausta ja.." "Lähdetään helvettiin täältä. Ei tollasen kanssa keskustelusta mitään tule" sanoi mieheni. Lääkäri kysyi, emmekö nyt odottaisi niin kauan, että paperit on valmiit? "Ei, me lähdemme nyt. Sairaslomalapun voitte lähettää kotiin jos siitä ei ole liikaa vaivaa"?
Autossa itkin vieläkin. Pettymys oli niin valtavan suuri. Kukaan ei kysynyt mitä minä toivoisin? Ajatuksissa oli jo seuraava siirto.
 Fysiatriltani olin jo kysynyt miksi kipu on oikealla johon hän oli vastannut. Hän oli myös sitä mieltä, että leikkaus olisi pitänyt suorittaa nopeasti. Harmittelin miksi fysiatri ei voinut leikata. Olisin toivonut hänen erikoistuneen neurokirurgiaan ja olisin saanut hoidon jo aikoja sitten. Näin ei nyt vain ollut. Olin kateellinen niille kaikille potilaille jotka odottelivat leikkaukseen pääsyä. Miksi he, mutta minä en vaikka vikani oli sama? Kysymyksiä joi-

hin en koskaan tulisi vastauksia saamaan. Nyt tärkeämpää kuin vastaukset, oli miettiä ratkaisua tilanteeseeni. En voinut jäädä kotiin itkemään kipujeni kanssa. Tarvittiin konkreettisia suunnitelmia asian etenemiseksi. Aloin vakavasti pohtia leikkausta Saksassa. Nopeasti aloin selvittää siellä olevaa sairaalaa ja lääkäriä. Fysiatri auttoi tässä sekä hyvä ystäväni joka tiesi yhden henkilön käyneen Saksassa leikkauttamassa selkänsä. Otin jo samana päivänä, kun tulin sairaalasta, yhteyttä Saksaan. Odottelin tietoa tulkista. Tämän jälkeen pitäisi skannata kaikki sairaskertomustiedot ja magneetti+ röntgenkuvat Saksaan ja siitä homma lähtisi etenemään. Ajattelin vielä viimeisenä oljenkortena kokeilla yhtä neurokirurgia yksityisellä puolella. Lähetin hänelle sähköpostia ja kysyin suoraan: Leikkaako hän vai ei? Sähköpostissa kirjoitin koko tilanteen sekä magneettikuvan lausunnon. Olin jo valmiiksi asennoitunut vastaukseen "EI". Jouduin pohtimaan myös opiskeluni keskeyttämistä. En voisi tällaisessa kunnossa ajaa Helsinkiin enkä muutenkaan morfiinihöyryissä keskittyä opiskeluun. Ajattelin ottavani yhteyttä laitokseen ja ilmoittavani, että pidän aluksi vuoden tauon opiskelusta. Toisin sanoen välivuoden. Vuoden aikana uskoin saavani jonkun leikkaamaan kaularankani. Mikäli näin ei tapahtuisi, olisin todennäköisesti kädetön ja jalaton. Vaikea oli puhelu myös esimiehelleni. Itkua pidätellen kerroin hänelle tilanteeni. Pahoittelin, en tiedä mitä, mutta varmasti kohtelua joka oli minusta riippumatonta. Olisin halunnut töihin. Halunnut normaalin elämän. Pelkäsin kaiken muuttuvan sellaiseksi kuin se oli joskus. Minä lääketokkurassa jossa en pysty huomioimaan ketään enkä mitään. Pelkäsin menettäväni puolisoni vaikka hän vakuutteli ettei sellaiseen pelkoon ole mitään aihetta. Olin kurja

puoliso sekä äiti, että ystävä. Olisin voinut maksaa mitä tahansa, että olisin saanut sen leikkauksen. Ikävä kyllä rahalla ei enää nykyään saa mitä tahansa. Jotkut kuvittelevat asian olevan toisin. Voi kun olisikin.
Minulla vakuutusyhtiö maksaisi kaiken hoidon ja silti ei löydy lääkäreitä jotka leikkaisivat. Esimieheni sanoi hyvin; "herää sellainen ajatus ettei kukaan uskalla leikata ja sen takia keksivät kaikenlaisia selityksiä ja siirtävät hoitovastuuta aina toiselta toiselle". Tämä varmasti oli totta. Nyt vain piti saada lausunto kelaa varten ettei Suomessa kukaan uskalla suorittaa leikkausta jonka ehdottomasti tarvitsen ja sen vuoksi minun on lähdettävä hakemaan hoitoa Saksasta. Tämän lausunnon jälkeen pääsisin riitelemään Kelan kanssa sillä heidän tulisi tässä tapauksessa korvata hoito. Suomessa hoitokulut maksaa vakuutusyhtiö, mutta ulkomailla vakuutusyhtiö ei maksa ellei kyse ole lomamatkalla sattuneesta tapaturmasta tai sairastumisesta. Nyt alkoi uusi taistelu. Vanha on jätettävä taakse ja suunnattava katse tulevaisuuteen sekä mietittävä seuraavaa siirtoa. Kokemukseni sairaalasta ei varmasti koskaan unohdu. Tästä huolimatta minun on jatkettava eteenpäin. Minulla on pelissä oma elämäni sekä kaikki rakkaat ihmiset ympärilläni. Heidän ja itseni vuoksi minun on jatkettava. Olen onnekas ystävistäni jotka auttavat tiedon etsinnässä sekä puolisostani joka jaksaa taistella kanssani vaikka se ei aina ole helppoa. Tästä selvitään. Näin on ainakin uskottava ja toivottava. Sairaalasta tuli minulle kirje jossa kerrottiin syy siihen miksi minua ei leikattu. Syy oli seuraavanlainen: Kliinisen tutkimuksen perusteella tässä tilanteessa ei katsottu aihetta leikkaushoitoon. Tarpeettomia leikkauksia ei pidä tehdä ellei niistä ole odotettavissa isompi hyöty kuin mitkä ovat haitat ja ris-

kit. Konservatiiviseen hoitoon päädyttiin, koska potilaalla oli runsaasti muita oireita jotka eivät MITENKÄÄN voi liittyä kaularangan välilevyn luiskahtumaan. Leikkausvaihtoehdoista tässä vaiheessa ehdottomasti luovuttiin, koska siihen ei ollut lääketieteellistä indikaatiota. Leikkausta ei voi tehdä pelkästään potilaan vaatimuksesta, jos siihen ei ole lääketieteellistä indikaatiota. Todellisuudessa Kliinistä tutkimusta ei tehty. Kukaan ei edes koskenut minuun ellei lukuun oteta ensiavussa päivystävän neurokirurgin tutkimusta. Leikkauksesta pitää olla odotettavissa suurempi hyöty kuin mitkä ovat haitat ja riskit. Eikö potilaalle ole haittaa opiaattiriippuvuudesta, työpaikan menettämisestä, ansion menetyksistä, perheen kärsimyksistä (joutuvat katsomaan kipuilevaa, sairasta äitiä/vaimoa), perheen kuormittavuuden lisääntymisestä (en voinut tehdä ruokaa, ajaa autoa, osallistua lasten harrastuksiin, käymään kaupassa, siivota tms.). Työsuhteen vuoksi jouduin vuokraamaan asunnon Helsingistä. Maksoin vuokraa sairasloman ajalta vaikka asunto oli tyhjillään. Työnantajan puolelta oli aina pelko, että minut irtisanotaan. Ehdin olla työsuhteessa vain kaksi kuukautta kunnes jäin sairaslomalle. Sairaspäivärahahakemus oli hylätty sillä edelleen en ollut kyennyt olemaan vuotta työelämässä. Vanhemmalle lapselleni (9v) aloitetaan psykoterapia jossa yhtenä syynä on hänen kova pelkonsa äidin kuolemasta.

Sairastelu on vaikuttanut lapsiin ja perheeseen kuten myös avioliittoon. Miten helppoa on saada uusi työpaikka kun olen ollut yli puolet vuodesta sairaslomalla? Työnantajan näkökulmasta en itseäni palkkaisi. Odottaminen on kestänyt useita kuukausia. Tarkkoja kun ollaan niin vuonna 2006 minulla on ensimmäisen kerran todettu kaularangassa ongelmaa joka on siitä pahentunut. Ei ollut indikaatiota leikata. Lausunto on tullut viisaiden, pitkään lukeneiden lääkäreiden suusta. Lääkäreiden jotka katsovat potilaita massana eivätkä tiedä yksilöllisyydestä mitään. Pitäisikö lääketieteelliseen tiedekuntaan ottaa uusi aine tulevien lääkärien opiskeltavaksi? Aine voisi olla vaikka "potilaan yksilöllinen kohtaaminen" tai "potilas yksilönä". Haittaa ei olisi myöskään opettaa lääkäreille kivusta ja kivunhoidosta. Meille on Suomessa asetettu tietyt kriteerit joita tulisi noudattaa. Kipu *pitäisi*; korostan sanaa *"pitäisi"*; hoitaa kolmessa kuukaudessa ennen kuin kipu ehtii kroonistua. Krooniselle kivulle ei tietääkseni ole edes käypähoitosuosituksia. Ihmetellään miksi suomessa alle 30-vuotiaat jäävät sairaseläkkeelle mielenterveydellisistä syistä? Luku on kaksinkertaistunut vuoden 2000 lukuihin verrattuna. Onko kenelläkään käynyt mielessä miten helposti Suomessa pääsee eläkkeelle mielenterveydellisistä syistä? Tuki- ja liikuntaelin sairauksien tai varsinkaan kroonisen kivun vuoksi eläkkeelle ei tarvitse odottaa pääsevänsä. Mikäli sinulle on käynyt tästä poiketen "onni" ja olet eläkkeellä tai kuntoutustuella kyseisten vaivojen seurauksena niin olet voittanut lotossa. Helpompaa on jopa "näytellä" masentunutta mikäli et sitä jo ole kaiken kivun ja taistelun uuvuttamana. Olisin halunnut tietää kyseiseen tutkimukseen käytetystä aineistosta. Olivatko kaikki Oikeasti masentuneita vai oliko masennus toissijainen syy vai oliko masennusta ollenkaan? Suomessa ei aina rehellisyydellä eteenpäin pääse. Olen niin pettynyt siihen, että olemalla rehellinen ja kertomalla totuuden, sinua epäillään siitä huolimatta valehtelijaksi. Minulle eräs lääkäri kerran sanoi; "siinä on se haitta, että olet itse alalla ja osaat kertoa juuri oikeat oireet". Tämä

lääkäri epäili minun kehittelevän oppikirjoista oireita jotka sopisivat kaularankasairauteen. Miksi joku tekisi niin? Magneettikuvissahan kaikki näkyi. Toisaalta, minullahan ei ollut niitä oppikirja oireita joiden perusteella leikkaus olisi voitu suorittaa. Suomessa terveydenhuollon puolella rehellisyydestä ei kultaista kruunua saa. Lääkärit pitävät itseään jumalina ja potilaat...Niin potilaat, ovat potilaita tai eri sairauksien nimiä. Potilaat saavat oikeutta mikäli lääkärillä sattuu olemaan hyvä päivä ja toisaalta potilaan naama sillä hetkellä miellyttää lääkäriä. Pyydän anteeksi niiltä lääkäreiltä joita en ole tavannut ja jotka eivät kuulu tähän joukkoon. Olen joskus kuullut, että teitäkin on jossakin. Valitettavasti minun kohdalleni teitä ei tämän vierailuni aikana osunut. Edelleen kiitän "luottoneurologiani" sekä fysiatriani. Teitä oli edellisessä kirjassani vain kaksi eikä saldo ole noussut tämän teoksen kirjoittamiseen mennessä. Ainakaan vielä.
En tiennyt, että saldo oli nousemassa nopeammin kuin arvasinkaan. Koputa niin moneen oveen, että se avataan. Istu niin monessa vastaanottotilassa, että apu tulee ja jonakin päivänä se oikeasti tulee.

Vakuutusyhtiöstä pyysin hylkäävään päätökseen selvityksen. Halusin tietää mitä ne viisaat lääkärit olivat keskenään pohtineet. Toinen syy oli se, että Kela väitti aina syyn olevan eläkevakuutusyhtiössä kun eivät myönnä eläkettä tai kuntoutustuen jatkoa. Oikeuksiin kuuluu saada itseään koskevia tietoja jopa eläkevakuutusyhtiöstä. Paperit tulivat ja tiedot olivat enemmän tai vähemmän vääriä. Heillä ei ensinkään ollut tietoa etten ole enää yrittäjä ja en ole töissä yksityisessä lääkärikeskuksessa. He eivät myöskään tienneet minun olleen työkokeilussa leikkaussalissa ja psykiatrisella poliklinikalla. Lausunnoissa oli useita mainintoja miten he ovat olleet kelan kanssa yhteydessä ja kela on ollut hylkäävän päätöksen kannalla. Heillä ei ollut tietoa, että hermojuuren puristustila on ollut. Loppuyhteenvetona olivat sitä mieltä ettei minun sairauteni aiheuta työkyvyttömyyttä. Tämän lausunnon perusteella ajattelin vielä soittaa ja kysellä pohdinnoista tarkemmin. Virkailija vastasi, että mikäli olen toimittanut joskus kolme vuotta sitten selvityksiä niin niiden mukaan eletään. Heitä ei kiinnosta olenko vaihtanut työtä tai lopettanut yrityksen. Heille ei ollut myöskään merkitystä onko sairauteni pysyvä. Puhelun aikana kävi ilmi, että selän vuoksi minun on aivan turha yrittää saada mitään tukea. Näin tulisi olemaan aina. Kysyin mahdollisista tulevista leikkauksista ja kroonisesta sairaudestani. Virkailija sanoi, että selkääni voidaan luuduttaa vaikka seitsemän kertaa eikä se ole peruste työkyvyttömyydelle. Mennään leikkaukseen ja sen jälkeen palataan työhön. Yksinkertaista. Eikö? Virkailija sanoi myös hieman huvittuneena ettei kela voi sanoa eläkevakuutusyhtiön olevan päätöksen tekijänä. Yhteistyössä niitä asioita kuulemma tehdään. Kela ei virkailijan mukaan voi myöskään sanoa kenellekään, että "sinun pitäisi saada eläke" kuten minulle oli sanottu. Tällä tavoin toimii tukiasioista päättävät elimet. Joku sanoi joskus televisiossa miten paljon kenenkin kuuluu ansaita toimeentuloa. Tämä oli siis lakiin säädetty tulo. Köyhyysrajaksi katsottiin muistaakseni noin 1000 euroa kuukaudessa. Minä en tienannut kuin 0 euroa ja se oli aivan sallittua. Kuuluinko sitten niihin jotka ovat köyhyysrajan alapuolella?

LUKU 5. JUMALA ON JOSSAKIN VAIKKA SITÄ EI AINA NÄY

Sairaalasta lähdettyäni olin pettynyt ja epätoivoinen. Tuntui kuin kaikki keinot hoidon saamiseksi olisi jo käytetty. Enää ei ollut mitään mistä jatkaa. Itkin paljon. Itkin sitä ettei minua uskottu ja kipujani vähäteltiin. Kaikki tuska ja pelko olivat minulle kuitenkin todellisia. Hetken rämmin pohjamudissa ja itkin hysteerisenä menetettyä elämääni. Tuntui kuin jostakin kaukaisuudesta tämä kokemus olisi eletty jo kerran aikaisemmin. Söin lääkkeitä paljon. Morfiini ei enää auttanut sillä sietokykyni oli kasvanut. Annokset suurenivat ja kivun lievitys oli minimaalinen. Soitin ystäväni neuvosta sosiaali- ja terveysministeriöön ja kerroin miten minua oli kohdeltu sairaalassa ja miten minut oli "heitetty" pihalle ilman minkäänlaista jatkosuunnitelmaa. Sosiaali- ja terveysministeriöstä neuvottiin ottamaan välittömästi yhteyttä sairaanhoitopiirin johtajaan ja pyytämään maksusitoumusta Kuopioon. Olin tässä välissä ehtinyt ottaa yhteyttä Kuopion yliopistollisen sairaalan arvostettuun neurokirurgiin joka kuvani katsottuaan oli sitä mieltä, että selkeä leikattava löydös kaularangassani on joka selittää vielä oireenikin. Hän taisi vielä mainita jotakin, että on menty äärimmäisyyksiin hoidossani. Ikävä kyllä hän ei pystynyt tekemään muuta. Tämä neurokirurgi ei leikannut yksityisellä terveydenhuollon sektorilla ja ilman maksusitoumusta olisi mahdoton päästä Kuopioon leikkaukseen julkiselle sektorille. Näin ollen soitin sairaanhoitopiirin johtajalle joka melko hämmästyneenä otti kertomani tiedon vastaan. Hän halusi sairaalan antavan kirjallisen vastineen koskien hoitoani ja sen jäl-

keen myöntävänsä maksusitoumuksen Kuopioon mikäli
Turku ei edelleenkään leikkaa. Kaikki kenelle asiasta
kerroin, itkivät onnesta. Nyt ollaan jo lähellä leikkausta.
Minä en pystynyt iloitsemaan. Useat lupaukset ja niin
useat pettymykset olivat tehneet minusta pessimistin joka
ei uskonut enää mihinkään. Samalla kun yritin Suomessa
järjestää itselleni hoitoa, järjestin sitä myös Saksassa.
Saksassa on arvostettu neurokirurgi sekä sairaala jossa
tehdään loistavaa selkäkirurgiaa. Englanniksi kirjoitte-
limme sähköpostia ja lähetin myös magneettikuvani heil-
le. Sama vastaus sieltä tuli kuin Kuopiosta eli leikattavaa
olisi ja oireeni sopivat kuvissa näkyvään löydökseen.
Kertoivat vielä minkälainen leikkaus olisi tulossa. Odot-
telin heiltä hinta-arviota ja olin melkein menossa pank-
kiin hakemaan lainaa. Osasin odottaa hintapolitiikalta
hurjia vastauksia, mutta en ihan niin kovaa kuin se sitten
loppujen lopuksi oli. Saksasta ollaan useaa eri mieltä.
Jotkut ajattelevat, että siellä leikataan kaikki jotka ovat
valmiita maksamaan hoidostaan. Leikataan nekin joilla ei
tarvetta leikkaukseen ole. Tämän kuulin eräältä neuroki-
rurgilta jonka luona kävin alkukesästä. Tästä asiasta voi-
daan tosiaan olla useaa eri mieltä. Ajatellaan asiaa näin,
jos potilaan kivut ovat sietämättömät eikä konservatiivi-
sella hoidolla saada tilanteeseen helpotusta ja mikäli li-
säksi magneettikuvissa on selkeä löydös joka oirekuvan
selittää, eikö ihminen siinä tilanteessa ole valmis teke-
mään mitä tahansa? Minä olin. Aika-ajoin mieleeni hii-
puvat epätoivoiset ajatukset kipujen lopettamisesta itse.
Nämä "ei-toivotut" ajatukset saivat minut toimimaan in-
tensiivisemmin hoidon järjestämiseksi. En tahtonut itsel-
täni henkeä riistää vaikka se joskus mielessä kävi. Mie-
heni soitti tällaisessa tilanteessa sairaalaan josta minut oli

kotiutettu. Mieheni kertoi, että vaimolla on niin kovat kivut eikä lääkitys auta joten epätoivoiset ajatukset ovat vallanneet mielen. Sairaalasta puhelimessa ollut neurokirurgi ohjeisti miestäni tilaamaan poliisit ja ambulanssin jolla minut vietäisiin vastentahtoiseen hoitoon psykiatriseen sairaalaan. Mieheni oli kysynyt, että miten ne kivut siihen loppuvat? Vastausta ei tullut. Tällaista oli suhtautuminen kipupotilaaseen. Melko rajua ja loukkaavaa.

Koitti se päivä jolloin sairaanhoitopiirin johtaja soitti. Selvitys jonka sairaala oli antanut, oli ollut niin hyvä ettei sillä maksusitoumusta saanut. Selvityksessä oli ollut jotakin etteivät leikkaa, koska se on minun parhaakseni. Oirekuvani ei heidän mielestään sopinut magneettikuvissa näkyviin löydöksiin. Olisi tarvittu lisätutkimuksia. Sairaanhoitopiirin johtajan käsitys oli nyt muuttunut täysin. Turku voi leikata, mutta ei leikkaa joten maksusitoumusta ei anneta. Mikäli Turku ei olisi osannut leikata, niin maksusitoumuksen olisin saanut. Kertoi vielä olevan Kuopion asia jos lähtevät tällaista leikkaamaan eikä siihen ota mitään kantaa sen enempää. Näin siinä taas sattui käymään. Ne jotka iloitsivat hoitoni etenemisestä, olivat aivan sanattomia. Minä en taas tuntenut mitään. Olin ajatellutkin asiassa käyvän näin. Aina sairaala puhdistaa oman pöytänsä. Lääkärit jotka eivät ole edes nähneet minua, antavat selvityksiä johtajille. Miettivät yhteisen pöydän ääressä miten selvityksestä saadaan varsin totuudenmukainen. Turku onnistui taas kerran. Ei ollut ensimmäinen ja tuskin myöskään viimeinen kerta. Potilas on heikoilla taistellessaan lääkäreitä vastaan, joita jumaliksikin on tituleerattu. Jumalia he leikkivät minun tapauksessani olevan. Heillä oli valta päättää, pääsenkö kivuistani ja saan mahdollisesti käsieni toimintakyvyn

takaisin vai odotanko vanhenemista ilman käsiä kovissa kivuissa. Näillä, jumalia leikkivillä lääkäreillä ei ollut minkäänlaista kuvitelmaa siitä miten useaa ihmistä minun sairauteni koski. Minulla oli ja on lapset jotka reagoivat äidin kipuihin. Mieheni joutui katsomaan neuvottomana vierestä. Minulla oli opiskelu, työ ja haaveita tulevaisuudelle jotka kaikki murskattiin. Voi jos olisin saanut siirtää edes osan kivuistani niille lääkäreille jotka hoidostani päättivät tai päättivät lopettaa sen. Huipennukseksi tuli sairaalan epikriisi kotiin eli kertomus sairaalassa olostani. Teksti oli jotain aivan muuta kuin mitä oikeasti sairaalassa oli ollut. Kotiuduinkin paperin mukaan vain kahdella lääkkeellä. Morfiinista ei ollut mitään mainintaa. Ei sairaalassa saamistani määristä eikä kotona käyttämistäni. Suositeltiin paperissa konservatiivista hoitolinjaa joka tarkoittaa kaikkea muuta kuin leikkausta. Minulle tuota linjaa oli käytetty jo yhdeksän kuukautta jopa enemmän joten "suositella" sanan kohdalla olisi voinut lukea "jatkaa". Kerrottiin siinä paperissa minun haluavan lähteä kotiinkin. Mainitsematta oli jäänyt heidän ehdotuksensa terveyskeskuksen vuodeosastosta josta kieltäydyin ja vaihtoehtojen puutteesta halusin lähteä kotiin. Paperissa oli myös tarjottu kontrollikäyntiä ym. jota minulle ei koskaan kerrottu. Minulle sanottiin, että lähete pitää hakea terveyskeskuksesta ja tulla aina sen kanssa uudelleen. Näillä samoilla sanoilla asia kerrottiin myös miehelleni.
Otin yhteyttä potilasasiamieheen ja kysyin miten vaaditaan oikaisu potilaskertomustietoihin? Sain häneltä hyvät ohjeet ja lähetin oikaisuvaatimuksen. Oikaisuvaatimuksen katsoin tärkeäksi siitä syystä, että olin kipupotilaana mennyt sairaalaan josta maininta oli. Kuitenkaan kivunhoidosta ei ollut mitään mainintaa papereissa joka mieles-

täni olisi ollut hyvin tärkeää mainita. Lääkäreiden sana-
valinnat sekä hoidot joita ei oltu tarjottu, saivat minut
suuttumaan. Tätä kirjoittaessani, vastausta ei vielä ole
tullut.

Onneksi joku viisas on keksinyt tietokoneen. Hakupalve-
limelta löytää paljon tietoa. Näin lähdin etsimään Kuopi-
osta yksityisiä lääkäriasemia ja keskuksia joissa mahdol-
lisesti leikkaus voitaisiin suorittaa. Kipulääkkeeni
alkoivat loppua ja olin huomannut aikaisemmin miten
vaikea suomessa on saada kipulääkettä. Minulla kun on
tuo 47;n lääkeaineen yliherkkyys eikä niitä kipulääkkeitä
ole joita voisin käyttää. Morfiini ja panadol olivat ainoat.
Morfiinia taas ei määrätty kun on kuulemma niin kovan-
luokan lääke. Luojan kiitos, minulla oli edelleen tuo iha-
na neurologi joka ymmärsi mitä kipu on. Hän minusta
huolehti jo edellisen selkäongelmani aikana ja säännölli-
sin väliajoin olin hänellä käynyt sen jälkeenkin. Tämä
neurologi kirjoitti minulle reseptin jolla sain kipuja lievi-
tettyä sen verran, että jaksoin jatkaa hoitoni etsimistä.
Selatessani hakupalvelimen sivuja, silmääni osui yksityi-
nen sairaala Kuopiossa. Huomasin siellä ottavan vastaan
useita neurokirurgeja. Niinpä soitin välittömästi sinne ja
kysyin mahdollisuudesta suorittaa leikkaukseni heillä.
Vastaava henkilö kertoi, että ovat laajentamassa selkäki-
rurgiaa koskemaan myös kaularangan aluetta, mutta lupa-
si selvittää olisiko joku neurokirurgeista halukas aloitta-
maan leikkaukset. Lupasi soittaa asian selvitettyään noin
parin päivän kuluttua. Soitto tulikin seuraavana päivänä
ja hän kertoi erään neurokirurgin ottavan minut vastaan
seuraavan viikon keskiviikkona. Lähtö Kuopioon oli tu-
lossa nopealla aikataululla. Siellä Kuopiossa pitäisi sitten

sopia mahdollinen leikkausaika ja kertoa leikkauksesta. Leikkaus pystyttäisiin suorittamaan nopealla aikataululla. Tästä alkoi etsiminen halvimmista lennoista ja reiteistä joilla Kuopioon pääsisi. Yllättävän vaikeaa oli löytää sopiva aikataulu jossa ei tulisi pitkiä odotusaikoja. Tunnin etsimisen jälkeen löysin reitin joka sopi aikatauluun. Otin Kuopiosta myös paluulennon sillä en uskonut siellä heti mitään tapahtuvan. Helsingistä Turkuun ei lentoa saanut takaisin tullessa. Kaikki lähdöt olivat iltalähtöjä ja minun koneeni Kuopiosta olisi Helsingissä jo heti puolen päivän jälkeen. Ajattelin tulevani sitten junalla tai linja-autolla Turkuun. Tietenkään en ottanut mitään vakuutusta sairastumisen varalle, koska ajattelin lentojen olevan niin lyhyitä, että sen kestän.

Keskiviikkona heräsin heti kuuden jälkeen. Nukkuminen oli ollut pitkään vaikeaa kovien kipujen vuoksi. En löytänyt sopivaa asentoa ja pyörin sängyssä. Nukuin pieniä pätkiä ja unien kokonaismäärä oli ollut jotain 2-3 tunnin luokkaa yössä. Tuona keskiviikkona olin nukkunut vain tunnin edellisenä yönä. Jännitystä lienee ollut jonkin verran. Edellisenä iltana olin pakannut mukaan lääkkeeni, sukat ja puhtaan paidan sekä puuterin. En ollut menossa kauneuskilpailuun joten meikkaus sai jäädä. Mieheni isä tuli hakemaan minut lentokentälle josta lähdin Helsinkiin. Helsingissä jouduin odottamaan noin tunnin kunnes kone lähti kohti Kuopiota. Turussa oli ollut melko lämmin ja päälläni oli vain collegetakki ja farkut. Tämä asuste riitti hyvin ja välillä tuntui lentokentän kuumuudessa, että college oli liikaa. Matkustajia oli vähän. Eräs liikemies keskusteli toisen miehen kanssa menevänsä katsomaan toimistoa Kuopiossa ja päivittämään kaiken olevan kunnossa. Eräs toinen mies kertoi menevänsä kaverin kanssa kalastamaan. Saaliilla ei ollut kuulemma väliä. Reissu itsessään olisi rentouttava. Mietin miten hyvin joillakin asiat ovat. Saavat viettää vapaa-aikaa rentoutuen. Bisnekset sujuvat eikä ole huolta terveydestä. Kaiken kaikkiaan olin kuitenkin toiveikas omankin asiani suhteen. Toivo oli ollut pitkään kadoksissa. Unelmatkin olivat hiipuneet, mutta haaveita vielä oli.

Lentokone laskeutui Kuopion lentokentälle. Oltiin etuajassa. Löysin tien ulos ja tunsin miten hyytävän kylmä viima tunkeutui ohuen collegetakin lävitse. En ollut huomioinut lähtiessäni, pohjoisemman ilman mahdollista kylmyyttä. Kädet kohmeessa haparoin paikalla olleen taksin ovea. Tärisevin huulin sain sanottua osoitteen johon olin menossa. Olin sopinut mieheni tädin kanssa, että menisin hänen luokse ennen kuin aikani lääkärille olisi. Olisin joutunut muutoin odottamaan useita tunteja. Taksikuskin puheesta ei juuri saanut selvää. Ajoittain tuntui kuin olisin ollut ulkomailla. Savon murre oikein äännettynä kuulosti samalta kuin ihmisellä olisi kuuma peruna suussa. Kieltämättä kuumaperuna yhteydessä sanojen tuottamiseen, sai puheen kuulostamaan joltakin useamman vieraan kielen sekasorrolta. Minulle sattui kohdalle taksikuski jota oli purrut "puheripulikärpänen". Hän puhui ja puhui. Puoliakaan en ymmärtänyt. Tyydyin vastaamaan jollakin yninällä tai sanomalla "ai jaa". Matkaa oli 17 kilometriä ja tuossa ajassa ehtii useita kertoja vastaamaan yninällä. Matka kuitenkin joskus päättyy ja näin saavuimme kerrostalomiljööseen. Maksoin laskun ja kiitin matkasta. Astuin taas hyiseen tuuliseen ilmaan ja lähdin etsimään oikeaa rappua. Löysin rapun helposti ja pääsin mieheni tädin lämpimään asuntoon. Tarjolla olisi ollut vaikka mitä, mutta ruokahaluttomuuteni vuoksi en pystynyt syömään. Kahvia join sen edestä. Tuntui kuin olisin epäkohtelias sillä täti oli kokannut makaronilaatikkoa sekä tehnyt salaattia ja minä kieltäydyin kaikesta. Terveenä olisin syönyt hyvällä omallatunnolla ja ruokahalulla. Nyt en ollut terve vaan tunsin itseni sairaammaksi kuin aikoihin. Lieneekö lentomatkalla olleen jotakin osuutta asiaan. Aika kului kuin siivillä. Lähdin jossakin vaiheessa tapaamaan erästä opiskelukaveriani yksityistä sairaalaa lähellä olevaan hotelliin. Täti miesystävänsä kanssa tarjoutui minut sinne viemään autolla. Kiitin mahdollisuudesta viettää aikaani heillä ja lupasin ilmoitella kuulumisia. Näin olin jälleen omillani. Join kahvia hotellin ala-aulassa sijaitsevassa kahvilassa eikä puhetta enää paljon tullut. Enää ei jaksanut kertoa kaikkea sairastelun kulkua uudelleen ja uudelleen. Olisi halunnut vain olla hiljaa ja miettiä tulevaa lääkärin kohtaamista. Lähdinkin hyvissä ajoin kävelemään kohti sairaalaa. Navigaattori kädessäni suunnistin perille. Ensin en isosta rakennuksesta löytänyt oikeaa ovea ja kiersin taloa ympäri. Kysyin eräältä rouvalta oikeaa ovea? Rouva neuvoi sen olevan aivan toisella puolella ja toisessa päässä rakennusta. Löysin oven ja astelin sisään isoon käytävään. Viitoitukset olivat hyvät ja näin miten isolla hissillä, hissillä joka muistutti tavarahissiä piti nousta neljänteen kerrokseen. Olin erittäin voipunut ja kivulias. Kuuma hikiaalto pyyhkäisi ylitseni ja tunsin miten kohta pyörryn. Sydän hakkasi nopeasti ja ajattelin, että tässäkö se tila nyt romahtaa. Vastaanottovirkailija otti henkilötietoni ja kehotti istumaan aulaan odottamaan. Join vettä mukillisen ja sanoin, että minulla on todella huono olo. Vastaanottovirkailija hieman hätääntyi, koska hänellä ei kuulemma ollut terveydenhuoltoalan koulutusta eikä näin ollen tietäisi mitä kanssani pitäisi tehdä jos pyörryn. Oloni ei helpottanut. Mainitsin asiasta uudelleen ja virkailija vei minut lepäämään sänkyyn. Oloni helpottui makuuasennossa. Kivut runtelivat ruumistani ja asennon löytäminen oli vaikeaa. Mietin samalla miltäköhän tuleva lääkärini näyttäisi.

Jollakin tavalla olin varautunut samanlaiseen vähättelevään kohteluun kuin aikaisemminkin. Pian saapui hoitajakin aloittamaan työvuoroaan. Pyysi minulta magneettikuvat jotka voisi viedä lääkärin katsottavaksi. Lääkäri saapui huoneeseen jossa olin. Lääkäri oli tumma pieni, silmälasipäinen mies jolla oli jollakin ovelalla tavalla pieni pilke silmäkulmassaan. En tarkoita sellaista pilkettä joka on niillä miehillä jotka ovat seuranhaku matkalla. Tämä pilke oli sellainen jota on vaikea sanoin kuvailla. Tietyllä tavalla mieleen voisi tulla sana "piilovittuileva". Pidätin henkeäni lääkärin aloittaessa puheensa. Hän ihmetteli miksi minun oli pitänyt tulla Kuopioon asti hakemaan hoitoa? Kerroin kaiken nopeasti joka varmasti kuulosti erittäin tyhmältä. En edelleenkään tiedä miten asian voisi ilmaista hienosti. Kertoa kaiken pompottelun. Miten neurokirurgi ohjasi neurologille ja neurologi, sisätautilääkärille ja mikä osuus on vielä fysiatrilla joka satojen kilometrien päässä on yrittänyt puhua leikkaukseni puolesta ja mitä tekemistä on Turun yliopistollisella keskussairaalalla joka ei suostunut leikkaamaan perusteluna ajatus minun parhaakseni olevasta päätöksestä? Lisäksi kuvioissa oli vielä Töölön sairaala joka oli palauttanut lähetteeni ilman, että oli edes nähnyt minua. Lääkärin kasvoista näki pienoisen hämmennyksen ja samalla epäluulon. En käy tätä ihmettelemään. Sekavalta kaikki kuulosti omaan korvaanikin. Lääkäri kertoi kuvista löytyvän selkeän löydöksen. Se oli minulla jo tiedossakin. Seuraavaksi tuli se jota olin pelännytkin. Kyseinen yksityinen sairaala ei voisi leikata minua. Heille piti saapua jotakin leikkaukseen tarvittavaa välineistöä jota ei sitten tullutkaan ja näin ollen leikkausta ei pystytä suorittamaan mahdollisesti vuoden 2008 loppuun mennessä. Toisessa lauseessa lääkäri sanoi minun olevan taas tuo kuuluisa "moniongelmainen" joka ei ole otollisin leikkauspotilas yksityissektorilla. Tiedän itsekin yrittäjänä toimineena, että helpot tapaukset hoidetaan mukavasti yksityisellä terveydenhuollon sektorilla. Tällä tavalla pelko hoitovirheistä on pienempi. Mikäli kyseessä on "ei niin klassinen tapaus", riski komplikaatioista kasvaa joka taas mahdollistaa valitusten kierteen ja mahdolliset korvausvelvoitteet ja niin edelleen. Yhteisymmärryksessä mietimme tätä asiaa. Lääkäri kuitenkin ihmetteli miten olen onnistunut sotkemaan välit kaikkien tahojen kanssa? Itse en asiaa nähnyt niinkään välien sotkemisena vaan olin joutunut olosuhteiden pakosta juoksemaan ovelta ovelle. Tein kuten jokainen lääkäri oli pyytänyt. Hakannut rahaa tutkimuksiin jotta ne saataisiin nopeasti tehtyä. En ollut ajatellut asiaa siltä kantilta, että minut ehkä haluttiin pois käsistä juuri sen vuoksi, että olin tuo "kummajainen" moninaisine oireineni joita eivät lääkärit yksityissektorilla ymmärtäneet. Usein lääkärien kannattaisi uskoa potilasta. Minä tiesin kokoajan, että kaikki johtuu kaularangastani ja siellä olevasta pullistumasta. Miksi kaikesta piti tehdä niin extremeä. En minä ollut sen kummallisempi tapaus kuin kukaan toinenkaan. Olin vain yksilö jolla sattui olemaan juuri minun yksilölleni tyypilliset oireet, oireet joita minun kehoni tuotti. Toisella ihmisellä, toisella yksilöllä sama vika olisi aiheuttanut hänelle yksilölliset oireet vaikka vika olisi sama. Näin yksinkertaisesti se menee eikä siihen tarvitse opiskella 6:tta tai 10:ntä vuotta tajutakseen näin helpon yhtälön. Lääkäreiltä kun tahtoi tuo käsite "yksilöllisyys" puuttua sanavarastosta sekä koko ajatusmaailmasta.

Kuopiossa kuitenkin lääkäri totesi minun kuntoni olevan erittäin huono eikä voisi minua "maitojunalla" kotiin lähettää. Hän ei voinut luvata leikkausta, mutta kivunhoitoa kylläkin. Lääkäri teki muutamia jo tutuksi tulleita tutkimuksia. Pään kallistaminen oikealle sai minut itkemään ja vaikeroimaan kivusta. Sama reaktio sai lääkärit aina hämmästymään. "Onko se noin kipeä"? Kipeä ja kipeä. Tuskaa jota oli ollut jo monta kuukautta. Miksi sitä oli niin vaikea ymmärtää? Tästä pääsemme jälleen samaan tulokseen; "kipu ei välttämättä näy ulospäin". Mielestäni näytin kipeältä. Hikoilin ja otsani oli rypyssä. Hain asentoa joka tekisi olosta edes hieman siedettävän. Kivun ulospäin näkemisen jokainen voi tulkita omalla tavallaan. Lääkäri mainitsi vielä ohimennen, että hän ei esteitä leikkaukselle näe. Tässä nyt oli kokeiltu konservatiivinen hoitolinja läpikotaisin. Kaikki kuitenkin riippui byrokratiasta. Niinhän kaikki aina riippuu siitä. Hän lupasi soittaa sairaalaan päivystävälle neurokirurgille joka sitten tietäisi odottaa minua. Lääkäri kirjoitti lähetteen. Lähete matkassani lähdin taksilla kohti tuntematonta. Saavuin Kuopion yliopistolliseen sairaalaan. Sairaala näytti valtavalta sekä sokkeloiselta. Jouduin kysymään miten löydän päivystykseen? Saatujeni neuvojen perusteella menin ottamaan vuoronumeron jolla pääsisin virkailijan kutsuessa, kirjautumaan sairaalaan sisään. Olin ilmeisesti kivuliaan oloinen ja näköinen sillä virkailija henkilötiedot otettuaan ohjasi minut makuuasentoon. Tuntui hullulta makailla sängyssä ja toisen työntää minua siinä kun olin juuri hetki sitten kävellyt pitkän matkan sairaalan käytäviä löytääkseni päivystyksen. Sängyssä minua ohjailtiin edestakaisin sillä kaikki paikat tuntuivat olevan täynnä. Käytävälle jäin odottelemaan kunnes päivystyksen henkilökuntaan kuuluva hoitaja tuli ohjaamaan minua sisälle huoneeseen. Hän teki tarkkoja kysymyksiä. Kysymyksiä joita ei oltu ennen esitetty. Samalla listattiin minulla oleva henkilökohtainen omaisuus, korvakoruja myöden. Kaikki tuntui olevan viimeistä piirtoa myöden suunniteltu. Kysymysten loputtua, hän ohjasi minut takaisin käytävälle. Sopivaa paikkaa ei löytynyt ja päivystävä neurokirurgi oli aloittamassa kuulemma juuri leikkausta joten joutuisin odottamaan jonkin aikaa.

Hoitaja siirsi sänkyni lasten päivystyksen puolelle. Siellä oli itkeviä lapsia ja ajattelin olevani juuri oikeassa paikassa. Ehdin kuulla monet tarinat korvatulehduksista jotka taitavat olla päivystykseen hakeutuvien lasten yleisin ongelma. En ehtinyt kauan tarinoita kuunnella, kunnes hoitaja tuli kertomaan, että lääkäri katsoo minut ennen kuin menee leikkaamaan. Neurokirurgi oli vakavailmeinen, hieman huonosti suomea puhuva kookas mies. Hän kertoi nopeasti miten lääkäri oli soittanut minusta ja asia oli selvä. Minut vietäisiin osastolle jossa saisin kipulääkettä sekä tehtäisiin arvioita jatkosuunnitelmista. Mitään tutkimuksia ei enää tarvittu. Kaikki tutkimukset olivat lähetteessä. Hän kertoi vielä, että hoitavana lääkärinä tulisi olemaan tuo yksityisellä tapaamani neurokirurgi. Olin huojentunut. Taas oli uusi mahdollisuus. En silti pystynyt käsittämään miksi juuri nyt? Miksi minun tuli olla sairaalassa satojen kilometrien päässä perheestäni? Miksi Turku ei leikannut ja tältä olisi vältytty?

Hoitaja joka ilmeisesti kuului jonkin kuljetustehtävän hoitamiseen, saattoi minut osastolle. Käytäviä pitkin hän työnsi minua sängyllä. Jokainen tärähdys sai kyyneleet valumaan silmistä. Kipu oli sietämätöntä. Tärähdyksiä oli tuolla matkalla runsaasti. Samalla yritin katsoa ympärilleni, missä mennään. Halusin tavallaan pysyä kartalla jotta osaisin itse kulkea sairaalassa joka oli minulle täysin vieras. Osastolle saavuttuamme, apulaisosastonhoitaja otti minut ystävällisesti vastaan. Kaikki tapahtui nopeasti. Huoneeseen jossa oli neljä henkilöä ennestään, vaatteiden vaihto, kaulurin sovittaminen, kipulääkkeiden antaminen, liukulakanan laittaminen sänkyyn ja kaikkien esitteleminen. Tietotulva oli melkoinen. Kipu oli edelleen kovaa ja pyysin lisää kipulääkettä. Tästä hetkestä alkoi hoitohenkilökunnan pitkittäminen lääkkeiden tuonnissa. Ajattelin heidän luulevan minua "huumeveikoksi" joka tuli vain lääkkeiden toivossa. Morfiinin "päätäsekoittava" vaikutus oli minulta loppunut jo kauan sitten. Minkäänlaista onnellisuuden tunnetta en myöskään kyseisestä lääkkeestä tuntenut. Hoitohenkilökunta ehkä ajatteli toisella tavalla. Olihan minulla annokset suuret joita kotonakin olin käyttänyt. Mikään ei enää vain riittänyt. Henkilökunnan suhtautuminen muuttui jollakin tavalla kun heille selvisi miten paljon lääkkeitä tarvitsen. Ystävällisyys ei ollutkaan enää ystävällisyyttä. Hoitajat jakautuivat täysin kahteen eri porukkaan. Oli sellaisia jotka nenä pystyssä kulkivat huomioimatta millään tavalla sekä niitä jotka eivät vaivautuneet edes käymään huoneessa kysymässä vointia.

Toinen porukka oli taas ystävällistä jotka joka välissä kävivät kysymässä kivuista sekä yleisestä voinnista. En jaksanut enää vaivata päätäni hoitohenkilökunnan erilaisuudella. Mikäli tarvitsin lääkettä enkä sitä saanut, otin omista lääkkeistäni. Kipu oli minulle todellista eikä sitä kipua saanut muutettua hoitohenkilökunnan mielipiteet lääkkeiden käytöstäni. Olin myös oman 18-vuotisen sairaalaurani aikana tottunut siihen, että aina mahtuu osastolla joukkoon niitä joilla on "pissi" noussut päähän. En itse kyllä ole kokenut ammattiani sellaiseksi, että se jotenkin laittaisi katsomaan muita nenänvartta pitkin. Tittelini kun oli vielä erikoissairaanhoitaja niin olisi pitänyt ilmeisesti olla hyvinkin otettu. Jokaisella ammattiryhmällä on oma tärkeä tehtävänsä ja näin ollen jokainen työntekijä on yhtä tärkeä. En itse ainakaan lähde ajattelemaan, että joku ammatti on parempi kuin toinen ja mikäli palkka-asioihin verrataan, pitäisi sairaanhoitajien olla hyvinkin nöyriä. No, joillakin hoitajilla on niin kutsuttu pätemisen tarve ja suokoon se tarve heidän jollakin tavalla tyydyttää. Vaikka potilaan kustannuksella.

Verinäytteitä tultiin ottamaan saman illan aikana. En jaksanut kysyä mitä näytteitä ottivat? Pahimman kivun lievittyä tutustuin huonekavereihin. He vaikuttivat mukavilta ja varsinkin toinen potilaista jonka tarina "seikkailustaan" hoidon saamiseksi oli kuin omani. Tuntui uskomattomalta ja samalla jollakin tavalla helpottavalta kuulla, että on Suomessa joku toinenkin joka on joutunut kaiken saman kestämään. Vaihdoimme useita kokemuksia tarinoistamme vuosien varrelta. Mitä enemmän kuuli, sitä paremmalta tuntui. Sanoin usein; ettei ole oikein iloita toisen ihmisen kamalien kokemusten puolesta. En voinut mitään sille, että koin saavani vertaistukea tämän tytön tapauksesta. Samalla tietynlainen mielihyvä virtasi lävitseni. Olin aina kuvitellut olevani ainoa joka koputtelee aina uuden ja uuden lääkärin ovea saamatta koskaan apua. Olevani ainoa joka istuu uudessa ja uudessa odotushuoneessa toivoa täynnä. Kaukana kotoa kuulenkin samanlaiselta ihmiseltä tarinan joka on istunut aina uudessa odotushuoneessa toivoa täynnä ja koputellut taas uuden ja uuden lääkärin ovea saamatta apua. En voinut uskoa sitä todeksi. Läheisemmäksi tapauksen teki myös se, että meillä oli lähes samanlaiset "taudit", tosin eri paikoissa. Pakostakin tunsin yhteenkuuluvuutta tuon ihmisen kanssa. Olinko kateellinen kun hänet seuraavana päivänä leikattiin? EN. Olin niin onnellinen hänen puolestaan. Toivoin kaiken menevän hyvin ja hänen pääsevän vihdoin eroon tuskistaan. Illalla minulta tultiin ottamaan uudestaan verikoe ja silloin kiinnostuin, että mikä näyte nyt otetaan. Verikokeet olivatkin leikkaukseen valmistelua eli veriryhmää ja ristausta. Ihmettelin itsekseni sillä ei leikkauksesta oltu puhuttu mitään. Kaulurin tuominen oli jo sinänsä outoa sillä sitä pidetään leikkauksen jälkeen noin 2 viikkoa. En asialla vaivannut päätäni. Otin tuhdin annoksen unilääkettä ja yritin nukkua. Onnistuin siinä jotenkin vaikka yöllä jouduin kipulääkkeitä käyttämään. En uskaltanut hälyttää hoitajia painamalla kelloa sillä muistin omista sairaalassa työskentelyistä miten kellojen soittamiseen oli suhtauduttu? Ei hyvin. Yleensä huokaus ja kahvikupin vierestä työn tekoon. Mikäli olisin lähtenyt käytävälle etsimään hoitajia niin sekin tuntui järjettömältä. Notkua jossakin lasikopin vieressä ja odottaa keskellä yötä; sattuisiko hoitaja kävelemään ohitse. Helpointa oli ottaa lääkettä omasta pullosta. Aamu tuli ja lääkärinkierto myös. Minulle lääkärinkierrolla sanottiin, että mitään uutta ei ole. Hoitava kirurgi tulee sitten jossakin vaiheessa juttelemaan. Sanottiin, että kaikki vastuu hoidostani on tuolla neurokirurgilla jonka yksityisellä sektorilla tapasin keskiviikkona.

Kävelin pitkin käytäviä. Kävin kanttiinissa ja sain useita potilastovereita. Potilastovereilta kuuli myös niin monta tarinaa kuin oli kertojaakin. Välillä tuntui, että omat asiat ovat kaiken jälkeen kuitenkin hyvällä mallilla. Uskomattomia tarinoita elävästä elämästä. Huomasin myös kaipaavani noita tarinoita. En tiedä, tekivätkö tarinat omasta tuskastani helpompaa. Tuskin. Ehkä tuntui hyvältä kuulla tarinoita, koska silloin en ollut yksin kipujeni kanssa. Osastolla notkuin vähän väliä odottelemassa hoitajaa joka antaisi kipulääkettä. En soittanut kelloa vaan hiivin käytävällä, koska jotenkin tunsin vaivani niin vähäpätöiseksi. Hoitaja joka sattui kulkemaan ohi, pyysi yleensä jonkun toisen hoitajan luokseni. Ilmeisesti osastolla oli omahoitajajärjestelmä. Hoitaja kysyi lähes aina; "mitä lääkettä ottaisit"? Mistä minä sen olisin tiennyt. Ehdotin välillä piikkiä ja välillä pilleriä. Riippumatta pyynnöstäni, aina sain joko pillerin tai piikin. Joskus odotusaika venyi niin pitkäksi etten enää jaksanut odottaa vaan otin omasta lääkelaukustani lääkkeen. Hoitaja myös sanoi, että on parempi jos soitan kelloa niin he tulevat eikä minun tarvitse käytävillä seikkailla. Seuraavaksi kun soitin kelloa; minulle sanottiin; "on parempi jos tulet itse hakemaan kun kerran pystyt kävelemään". Miten tässä tilanteessa olisi pitänyt toimia? Minä lopetin kellon soittamisen ja otin lääkettä omasta laukustani. Lääkärini saapui jossakin vaiheessa paikalle ja sanoi, että huomenna tehdään sellai-

nen hermojuuren puudutus CT-ohjauksessa. Tällä toimenpiteellä haluttiin varmistaa auttaisiko puudutus. Mikäli puudutus auttaisi, niin leikkauksen hyöty olisi lähes taattu. Pelkäsin toimenpidettä ja kysyin mahdollisuutta tehdä se niin kutsutussa "humautuksessa" eli saisin suoneen päätä sekoittavaa lääkettä, mutta en kuitenkaan olisi unessa. Lääkäri lupasi selvittää asian. Kertoi myös ylilääkärin olleen hyvin jyrkkä leikkaukseeni sillä olin edelleen toisesta sairaanhoitopiiristä. Ylilääkäri olisi kaivannut maksusitoumusta jossa Turku maksaisi hoidon. Tiesin tämän olevan aivan utopistinen ajatus. Kysyin mahdollisuutta maksaa hoidon itse sillä minulla oli vakuutus.
Hän lupasi selvittää ylilääkärin kannan tähänkin asiaan. Lääkäri kertoi myös päivystävänsä viikonlopun joten jos asiat jotenkin järjestyvät, hän pystyy leikkaamaan myös viikonloppuna. Pelkäsin puudutusta. Toivoin saavani sen humautuksen. Pelkkä ajatus siitä etten tiennyt toimenpiteestä mitään, aiheutti vilunväreitä.
Lääkäri tuli melko nopeasti kertomaan ylilääkärin terveiset. Ei suostuisi minun olevan itse maksava potilas sillä sen jälkeen olisi pelko, että kaikki tunkisivat Kuopioon itse maksavina asiakkaina eikä se olisi oikein. Maksusitoumusta yritettäisiin edelleen, mutta ensin se puudutus ja sen mahdollinen vaikutus. Päätin tehdä seuraavan ratkaisevan siirtoni. Kysyin mieheni tädiltä luvan siirtää kirjani hänen luokseen ja näin olisin Kuopiolainen. Tähän hän suostui sillä se olisi vain väliaikaista. Soitin Torstaina iltapäivällä maistraattiin ja ilmoitin tarvitsevani nopean osoitteenmuuton. Tämäkin onnistui hetkessä. Olin mielessäni luonut kauhukuvan jossa puudutus onnistuu ja lääkäri tulee kertomaan, että nyt rouva voi lähteä kotiin kun on matkustuskunnossa. Tämä pelko oli niin suuri,

että kirjojen vaihtaminen tuntui varasuunnitelmalta joka oli käytettävä jotta en lentäisi taas pihalle kolkuttelemaan uusien lääkärien ovia.

Huonekaveri oli tullut leikkauksesta ja kiinnostuneena kyselin hänen vointiaan. Tupakalle teki kuulema mieli. Ongelma oli kun jalat eivät vielä oikein kantaneet. Lupauduin työntämään häntä pyörätuolissa. Hädässä ystävä tunnetaan. Olen usein ajatellut itseäni. Olen ihminen joka lahjoittaa paljon tavaroita muiden hyväksi kuten esimerkkinä videofilmejä lastenosastolle sairaalaan. Vaatteita köyhille ja en aina pyydä rahaa jos minulla on jokin turha tavara jonka joku toinen tarvitsee. Olen ajatellut, saako sitten itselleen jotakin hyvää kun antaa muille jotakin hyvää? Palkitaanko se jotenkin? Viimeaikaiset tapaukset eivät ole osoittaneet näin olevan. Halusin silti auttaa. Olimme varsinainen kaksikko kun matkasimme kohti tupakkahuonetta. Olin väsynyt matkasta ja niin oli myös potilastoveri. Haikeus siitä, että viikonloppu oli tulossa ja kaikki kotiutettaisiin. Vain minä jäisin. Saisinko heti huonekavereita? Olin tottunut juttelemaan ja kaipasin muiden seuraa. En halunnut olla yksin sillä olo oli kuin muukalaisella vieraassa maassa. Yöt menivät huonosti ja kipuja oli jopa enemmän. Perjantai kuitenkin koitti ja myös puudutus. Minulle tultiin kertomaan ettei puudutusta voida tehdä humautuksessa, sillä minun pitää olla hereillä ja yhteistyökykyinen. Saisin esilääkettä jos minua pelottaa. Esilääke olisi 10mg diapam. Lääkärinkierrolla oli tänään huumoria. Lääkäri aloitti; "Turkulainen rouva". Minä korjaamaan "ei ku Kuopiolainen". "Kuopiolainen"??? Kysyi lääkäri. Vastasin: "eilisestä lähtien" . Lääkäri kertoi sosiaalityöntekijän tarkistavan asian ja muutenkin asioiden sitten hiukan muuttuvan. Niihin palattaisiin sitten kun tiedetään miten puudutus vaikuttaa vai vaikuttaako lainkaan? Seuraava päivä menisi puudutusta seuraillessa. Tässä oli suunnitelma. Suunnitelma oli hyvä sillä siinä ei mainittu kotiinlähtöä.

Kello 11 hoitaja tuli antamaan esilääkkeen. Kysyin myös toimenpiteestä miten se tehdään? Hoitaja ei osannut paljoakaan asiasta kertoa sillä ei ollut koskaan seurannut edes vierestä miten toimenpide suoritetaan. Sanoi kuitenkin kokemuksesta, että potilaat olivat kertoneet sen olevan nopea ja kivuton. Aamupäivällä olin tavannut sosiaalityöntekijän joka kyseli paljon voinnistani sekä Kuopioon muuttamisen syistä? Hän oli ymmärtäväinen ja uskoi miten vaikealta oli tuntunut ja tuntui kun ei saanut itselleen hoitoa. Kerroin hänelle myös epätoivoisista ajatuksistani. Tarkoitin kipujen lopettamista oman käden kautta. Hän tavallaan ymmärsi, mutta ei ymmärtänyt. Kukapa sitä tuskaa olisi muu kuin itse ymmärtänyt. Kenenkään ei ollut helppoa käsittää sitä seikkaa etten ollut yksin tämän taudin kanssa. Kaikki ympärilläni olevat kärsivät. Kivut, tuska, sairaus, kaikki vaikuttivat minun koko elämääni. En halunnut olla sellainen. Halusin normaalin elämän jossa kenenkään muun ei tarvitsisi huolehtia minusta ja katsoa vierestä kuinka salailen tuskaani. Oliko mukana psyykkinen puoli? Kyllä. Jokaisella joka joutuu elämään sellaista elämää kuin minä, on psyykkinen puoli mukana. Se tulee salakavalasti hiipien. Kutoo verkkoaan kuin hämähäkki. Ahdistus, pelko, kipu, huonommuuden tunne, ajatus "et ole mitään", et kykene olemaan äiti etkä puoliso etkä myöskään enää ystävä. Kaikki tämä syö psyykkisiä voimavaroja. Nämä ajatukset jäytävät mielessä tietoisesti sekä tiedostamatta. Psyykkinen ja fyysinen puoli ihmisessä kulkevat käsi kädessä. Sanomattakin on selvää, että kivut tuntuvat kovemmilta kun voimavarat psyykkisellä puolella ovat loppuun käytetyt. Olinko masentunut? En. Tehtiin useita testejä ja jokaisesta tuli vastaukseksi etten ole masentunut. Ei ihmisen tarvitse olla aina masentunut jos kivut ovat kovat. On niin vaikea selittää sanoin miten psyykkisten voimavarojen loppuminen tapahtuu muilla keinoin kuin masentumalla. Sen tietää vain se joka on saman kokenut. Kivut eivät silti ole "leikkiä". Kivut tuntuvat ja ovat todellisia. Näitä lauseita yritin varmaan itkuni seasta selittää tuolle sosiaalityöntekijälle. Hän kyseli raha-asioistani ja kelan tukiasioista? En minä saanut mitään. Sairaspäivärahani olivat hylätty eikä vakuutusyhtiö katsonut minua työkyvyttömäksi. En olisi itsekään halunnut katsoa itseäni työkyvyttömänä vaan voimakkaana rivityöläisenä parantamassa maailmaa. Näin ei vain ollut. Kuten usein olen sanonut: meiltä itseltämme ei aina kysytä mitä me haluamme? Sosiaalityöntekijä lupasi katsoa kelasta papereita ja mitä mahdollisuuksia toimeentulon turvaamiselle olisi? Tiesin jo tässä vaiheessa ettei hän mitään tutki eikä mitään olisi tehtävissäkään. Keskustelun loputtua hän mainitsi kuulleensa jotakin, että suunnitteilla olisi mahdollisesti leikkaus. Tämä tietysti rohkaisi jonkin verran mieltäni.

Kello 12 minua lähdettiin viemään kohti röntgeniä jossa puudutus tehtäisiin. En oikein päässyt koskaan selville kuka toimenpiteen tekee.

Olin ottanut itseltäni huiman määrän diapamia sillä pelkäsin toimenpidettä tosissani. Olin hyvin raukea siirtyessäni kovalle pöydälle jonka päässä oli iso laite. Laite tulisi pyörimään kaulani ja pääni ympärillä jotta oikea pistokohta löydettäisiin. Lääkäri tai kuka olikin, ohjasi pääni oikeaan asentoon. Kokeili kaulaani josta neulalla menisi sisään. Paikka oli melko lähellä äänihuulia. Ainakin siinä tokkurassa näin kuvittelin. Ensin otettiin kuvat. Pian tuli lääkäri jolta pyysin hartaasti, että hän kertoo kokoajan mitä tekee. Hän lupasi näin toimia ja sanoi olevan hyvin tärkeää, että pidän pään ja hartiat täysin liikkumattomina. Ennen kuin huomasin hän alkoi puuduttaa kohtaa josta varsinaisen puudutusneulan sisään työntäisi. Puudutusneula sattui tai nipisti sen verran kuin neulanpisto yleensä nipistää. Toimenpide oli nopeasti ohi. Seuraavaksi katsottiin taas röntgenkuvilla, oliko neula oikeassa paikassa. Tämän jälkeen lääkäri ilmoitti laittavansa varsinaisen neulan paikoilleen. Kertoi sen voivan tuntua hieman epämukavalta sillä puudutusaine ei ollut yltänyt täysin hermojuureen asti. Neulan laittaminen paikoilleen ei kuitenkaan sattunut. Ei tuntunut oikeastaan mitään. Tiesin jonkun tekevän töitä, mutta mikään ei sattunut. Seuraavaksi lääkäri kertoi laittavansa varjoainetta jotta nähdään meneekö se oikeaan paikkaan. Mikäli varjoaineen kulkureitti olisi oikea, menisi puudutusainekin oikeaan paikkaan. Kertoi tämän tuntuvan painon tunteena vasemmassa kädessä ja näin tapahtuikin. varjoaineen laittaminen oli epämukavaa. Vasemmassa olkapäässä tuntui painavalta kuin kivi ja ehkä aavistuksen "kramppimaisia" tuntemuksia. Seuraavaksi otettiin taas röntgenkuvaa jotta nähdään, onko varjoaine oikeassa paikassa. Seuraava vaihe oli itse puudutus. Toimenpide muistutti kopiota

varjoaineesta. Vasemmassa olkapäässä tuntui inhottavalta
ja painavalta. Toimenpide oli kuitenkin nopeasti ohi.
Neulan poisottaminen ei tuntunut miltään. En edes huo-
mannut kun se pois vedettiin. Lääkäri kehui minun pai-
kallaan pysymistä. Toimenpide oli kuulemma millimetri
työskentelyä. Toki minä pysyin paikallani sillä 25mg
diapam esilääkitys teki tehtävänsä. Edelleenkään en ky-
seiseen toimenpiteeseen menisi vähemmällä esilääkityk-
sellä. Hoitaja oli ollut oikeassa. Toimenpide ei sattunut,
mutta oli ajoittain epämukava. Lääkäri oli suunnattoman
taitava ja minun on vaikea arvioida toimenpiteen kivut-
tomuutta kaikkien lääkäreiden kohdalla.
Iso kiitos tuolle lääkärille jonka nimeä en muista enkä
taida tietääkään. Ei mennyt kauan kun tunsin miten kaik-
ki kivut sekä vasemmasta, että oikeasta kädestä hävisivät.
Kokeilin tunnin kuluttua puristusvoimaa ja ihmettelin.
Voima vasemmassa kädessä oli niin hyvä etten muista
aikaa jolloin näin olisi ollut. Kaikkein omituisin vaikutus
tuolla puudutteella oli vasempaan jalkaani. Jalasta tuli
kevyt eikä siinä tuntunut minkäänlaista kramppia joka oli
tuntunut jo vuodesta 2005. Päätin etten puhu kenellekään
jalasta.Totesin mielessäni olevani todella kummajainen
mikäli kerron kaularankaan annetun puudutteen vaikutta-
van myös jalkaani. Lääkärithän olivat olleet sitä mieltä
ettei jalkaoireeni mitenkään liittyneet kaularangassani
olevaan vikaan. Minä nautin ja iloitsin siitä tunteesta jon-
ka puudutus toi. En olisi ikinä uskonut sen vaikuttavan
sillä tavalla. Kaikki oireet hävisivät. Kaulassa oli pientä
kipua, mutta käsioireet ja vasemman jalan oire olivat
kaikki poissa.
Neurokirurgi tuli jossakin vaiheessa katsomaan minua.
Kysyi puudutuksen vaikutuksesta ja minä nauroin. Hypin

melkein tasajalkaa. Kerroin tuon kaiken edellisen paitsi jalkaoireeni häviämistä. Melkoisen epäuskoisen näköisenä tuo lääkäri minua katsoi. Mietti varmasti mielessään "nyt tuo akka on seonnut". Vaikea oli varmasti kuvitella puudutuksella olevan niin suurta vaikutusta. Halusin puristaa häntä käsistä todistaakseni puristusvoimani. Hän esteli ensin ettei se nyt ole tarpeen, mutta en antanut periksi. Olin niin onnellinen ja halusin näyttää sen hänellekin. Puristin lääkäriä käsistä ja hän totesi puristusvoiman olevan paljon paremman kuin aikaisemmin. Ohimennen totesi vielä minun mahdollisesti hyötyvän leikkauksesta kun puudutus vaikuttaa niin hyvin. Sitten tulivat nuo sanat! Hän voi leikata viikonlopun aikana. Olen ravinnotta seuraavasta yöstä lähtien ja hän yrittää leikkauksen suorittaa lauantaina. Ei voinut tietenkään luvata, koska päivystysleikkauksesta olisi kysymys. Päivystyskirurgiassa on aina se riski, että jostakin tulee potilas jonka henki on vaarassa ja tässä tapauksessa sellainen kriittisessä tilassa oleva potilas
menee minun edelleni. Neurokirurgi näytti vielä "miniluurangolla" kuinka leikkaus tehdään. Kertoi isoista valtimoista jotka olivat lähellä. Niitä kutsutaan "arteria vertebraliksiksi". Mikäli veitsi osuu kyseisiin valtimoihin, verenhukka on suuri. Niinpä leikkauksen suurin riski lienee ollut verenvuoto. Äänen käheys oli odotettavissa sillä äänihuulet venytetään äärimmilleen, tavallaan pois tieltä. Samoin ruokatorvi ja henkitorvi siirretään syrjään, koska toimenpide tehdään etukautta ja mikroskoopilla pitää päästä kuitenkin selkäpuolelle. Miksi toimenpide tehdään etukautta? Tuntuisi loogiselta leikata takakautta kun ollaan operoimassa kaularankaa. Tähän on olemassa kuitenkin aivan hyvä perustelu. Minun tapauksessani

lääkäri ei ollut varma pitäisikö mennä molempia reittejä sekä etu- että takakautta. Osteofyyttinokka jota luunokaksi kutsutaan, sijaitsi vaikeassa paikassa ja lisäksi minulla oli leuan alla rasvaa joka haittasi tai teki toimenpiteestä vaikeamman. Tämä kaikki selviäisi vasta leikkauksessa. Hän ei voinut myöskään luvata täydellistä parantumista vaikka puudutus nyt näyttikin tehoavan. Ymmärsin tämän hyvin. Itse jollakin oudolla tavalla suhtauduin yli optimistisesti leikkaukseen. Liekö ollut jonkinlainen intuitio vaiko oman kehon tarkkaa tuntemista. Leikkaus ei pelottanut minua. Kaikki mitä tapahtuisi olisi kaiken arvoista. Elämälläni ei tällaisena ollut mitään arvoa joten ei minua haitannut käheä ääni eikä edes mahdollinen halvaantuminen. Tosin halvaantumisesta ei oltu puhuttu kuin Turussa. Olin onnellinen, että joku oli valmis yrittämään. En minä menettäisi mitään jos apua ei tulisi. Olin menettänyt kaiken jo aikoja sitten. Tie olisi vain ylöspäin. En uskaltanut riemuita täysillä. Edelliset kokemukset olivat opettaneet, että toivon jälkeen seuraa aina epätoivo joten pelkäsin kaiken vielä peruuntuvan. Niin pitkän matkan olin kulkenut ja niin lähellä määränpäätä. Olin kuin kilpajuoksija joka on maratonilla. Kilpailija joka on tulossa voittajana maaliin kunnes viime metreillä kaatuu ja menettää voittonsa. Kilpajuoksija kertoi myös matkastani jossa taistelin kelloa vastaan. Maraton kertoo matkastani jonka olin joutunut tekemään päästäkseni näin lähelle voittoa. Lähes kaksi vuotta maratonilla ja nyt ensimmäistä kertaa, maali häämötti. Tämä oli pelottavaa, mutta samalla voittajamainen tunne.
Riensin heti kertomaan kaikille. Ensimmäisenä laitoin useita tekstiviestejä ja soitin tietenkin miehelleni. Mieheni purskahti itkuun. Itkussa purkaantui kaikki usean kuu-

kauden odottelu ja toivo parantumisestani. Pelkoa ei ollut. Kaikessa oli vain toivo, unelma ja haave tulevaisuudesta. Minä nauroin ja sanoin; "älä nyt enää itke, kohta kaikki on ohi". Hän vain itki ja hyvä niin. Meidän perheessä jokainen oli ollut kovilla ja tunteenpurkaus oli ymmärrettävää. Tekstiviestejä tuli takaisin joissa pääosin viesti; "vihdoinkin jotain tapahtuu". Seuraavaksi riensin tupakkahuoneeseen. Potilastoverit siellä olivat tulleet tutuiksi useiden juttutuokioiden ansiosta. Kommentit olivat vaihtelevia. Yleinen fiilis oli ilo minun puolestani. Huoneeni oli tyhjä sillä kaikki potilaat olivat kotiutuneet viikonlopun tieltä. Olisin kaivannut juttuseuraa ja sen vuoksi vietin paljon aikaa juuri tuolla tupakkahuoneessa. Potilailla oli niin paljon tarinoita kerrottavana ja samalla siellä purkaantuivat kaikki tunteet. Tunteissa olivat viha, pettymys, ilo, tulevaisuuden suunnitelmat. Aina sai neuvoja.

Neuvot olivat hyviä tai huonoja vai pitäisikö sanoa joko minulle sopivia tai ei sopivia. Eräs potilas jäi selkeästi mieleen hänen suorasanaisuutensa ansiosta. Hän oli vanhempi mies enkä tiedä mikä sairaus hänellä oli, mutta tämän herran suorasanaisuus oli ihailtavaa. Kun katsoin ja kuuntelin häntä, olisin toivonut kaikkien ihmisten uskaltavan sanoa asiat niin suoraan. Tämä kyseinen mies sai minut myös nauramaan kommenteillaan joita hän esitti joidenkin toisten mielipiteisiin.

Ilta saapui ja päätin nukkua hyvin. Kipuja ei puudutuksen ansiosta nyt ollut ja uskoin pystyväni nukkumaan hyvin. Kävin suihkussa jotta olisin aamulla valmis leikkaukseen, mikäli leikkaus olisi heti aamulla. Ajasta ei voinut tietää. Suihkusta tultuani katsoin hetken televisiota ja nukahdin.

Aamulla heräsin myöhään. Olin nukkunut todella hyvin. En ollut herännyt kertaakaan. Tiesin etten saa syödä enkä juoda joten kävelin tupakkahuoneeseen. Aika kuluisi nopeammin kun olisi seuraa kenen kanssa jutella. Puudutuksen vaikutus oli edelleen havaittavissa. Tämä teki olemisesta siedettävää joskin odotus oli pitkää. Illalla kävin kysymässä leikataanko minua? Olivatko hoitajat saaneet mitään tietoa leikkaussalista? Omahoitaja lupasi soittaa lääkärille ja kysyä. Kertoi pian, että tarkoitus olisi vielä lauantaipäivän aikana leikkaus tehdä. Jäin siis odottamaan. Juttelin käytävällä kahden potilaan kanssa. Kerroin nopeasti oman tarinani ja he kertoivat omansa. Tällainen on käytäntönä sairaalamaailmassa. Ei siellä paljon muusta aiheesta puhetta riitä. Mielenkiintoisia ne tarinat yleensä ovat. Meillä jäi puhe kuitenkin kesken kun hoitaja tuli ilmoittamaan, että esilääkkeen saisin ottaa. Tämä tarkoitti sitä, että kohta vietäisiin leikkaussaliin. Olin tietenkin ehtinyt käydä jälleen suihkussa ja pesin tietysti hiuksetkin. Hiukset piti kuivata nopeasti ja samalla piti ottaa esilääke ja pukea leikkausvarustus päälle eli avonainen paita sekä myssy. Samassa hälinässä tuli vielä anestesialääkäri kyselemään allergioista ja aikaisemmista nukutuksista? Minulla oli harvinainen allergia eräälle yleisesti käytetylle anestesiakaasulle. Mikäli tätä kyseistä kaasua käytetään minulla, menen psykoosiin. Tällainen oli tapahtunut joskus kauan sitten ja sen johdosta eräs anestesialääkäri oli tehnyt listan mitä aineita minulla nukutuksessa tulee käyttää. Juttelimme tovin ja hän sanoi, että kohta nähdään. Soitin miehelleni, että kohta lähden leikkaukseen ja taas samanlainen tunteenpurkaus. Itkua joka oli ilosta tai sitten jostakin muusta. Puhelun loputtua makailin sängyssä ja odottelin. Haaveilin nukkuvani seu-

raavan yön hyvin sillä anestesia aineet olisivat vaikutta-
massa ja auttaisivat nukkumaan. Siinä odotellessani, ovi
avautui ja tuo neurokirurgi tuli siviilit päällä ilmoitta-
maan ettei minua voi leikata. Saliin oli tullut niin kutsuttu
traumahälytys eli leikkaussali tarvittiin potilaalle jonka
vamma uhkaa henkeä. Voi sitä pettymystä. En muista
mitä sanoin vai sanoinko mitään. Olin jotenkin varautu-
nut tällaiseen. Olin sanonut usealle, että älkää riemuitko.
 En itsekään usko leikkaukseen ennen kuin makaan leik-
kauspöydällä. Miten monta kertaa tupakkahuoneen poti-
lastoverit olivat tuon lauantaipäivän aikana toivottaneet
"tsemppiä"? Sekosin laskuissa yhdeksännen kohdalla.
Kielsin enää sanomasta "tsemppiä" jos se auttaisi ja vih-
doin tapahtuisi. Lääkäri kertoi varanneensa salin minulle
aamulla puoli kahdeksaksi. Tämä oli kuulemma aika jol-
loin ei olisi niin tarvetta leikkauksille. Kuitenkaan mitään
ei voinut varmuudella sanoa. Tiesin myös ettei tämä lää-
käri olisi maanantaina töissä ja mikäli leikkaus ei onnis-
tuisi huomenna sunnuntaina niin tuskin enää koskaan. En
uskonut enää mihinkään. Miksi taas annettu toivo muut-
tui epätoivoksi? Soitin miehelleni joka ei meinannut us-
koa korviaan. Nyt sanoin hänellekin etten ilmoita enää
kenellekään ennen kuin minut tuodaan leikkaussalista ja
leikkaus on ohitse. En ilmoittaisi edes hänelle. Mieheni
oli menossa yövuoroon ja näin ollen mikäli leikkaus to-
della alkaisi puoli kahdeksalta, en saisi häntä puhelimitse
edes tavoitettua. Tietenkin tekstiviestillä, mutta totesin
olevan parempi niin etten ilmoita mitään. Yö meni huo-
nosti. Puudutuksen vaikutus oli alkanut jo illalla loppua.
Olin siis kipeä sekä peloissani. Peloissani ettei koko leik-
kausta tehdä. Otin paljon unilääkettä ja siitä huolimatta
en kunnolla nukkunut. Heräsin siihen kun hoitaja herätte-

li ja sanoi, että nyt pitäisi ottaa esilääke. Taas, ajattelin. Kävin vielä suihkussa nopeasti sillä tulehdusalttiuden vuoksi halusin pitää itseni puhtaana. Jälleen kerran puin leikkauspaidan päälleni sekä myssyn. Suljin puhelimeni sillä en halunnut kenellekään viestittää mitään. Kello oli 5.45 sunnuntaiaamuna kun minut oli herätetty. Suihkun jälkeen halusin vielä nukkua. Runsas unilääkkeiden käyttäminen edellisenä yönä teki minut uneliaaksi. Kello taisi olla tasan puoli kahdeksan kun minua lähdettiin viemään kohti leikkaussalia. En vieläkään uskonut, että minut todella leikataan. Enää hetki ja vaivani ovat poissa. Ei, uskoin pian tulevan traumahälytyksen ja kaiken peruuntuvan. Ennen kuin huomasinkaan, siirryin leikkauspöydälle. Anestesialääkäri joka oli vaihtunut, tuli esittelemään itsensä. Kertoi saaneensa raportin minusta edelliseltä lääkäriltä ja lupasi nukuttaa ohjeiden mukaisesti. Ongelmaksi muodostui minun huonot suoneni. Hän joutui todella etsimään löytääkseen suonen johon kanyylin sujauttaa. Aikaa kului ja kokoajan pelkäsin, että minut vielä käännytetään pois. Suoni löytyi ja hän kertoi alkavansa nukuttaa. Tämä tapahtui hitaasti. Ehdin sanoa hoitajalle minulle tulevasta hapennälästä ja etsiväni kohta happimaskia kuin vauva äidin tissiä. Hoitajaa tämä hymyilytti ja hän otti happimaskin esiin. Aine vaikutti todella hitaasti ja sain nauttia sen aiheuttamasta raukeudesta sekä pienistä visioista joita minulle aina nukutuksen aikana tulee. Pian silmäni painuivat kiinni ja lamppu sammui.

Kello 12 heräsin. Olin hieman sekaisin joskin tiesin paikan ja ajan. Huomasin ettei minulla ollut housuja? Kysyin asiasta hoitajalta joka kertoi minun pissanneen leikkauspöydälle. Noloa. Hoitaja kertoi usein tapahtuvan näin. Leikkauksen aikana minua ei oltu katetroitu ja sen vuoksi pissit olivat tulleet "housuun". Minulla oli edelleen pissahätä ja pyysin alusastian. Alusastiaan virtsaaminen on vaikeaa mikäli sen tekee ensimmäistä kertaa. Minä olin tuon toimenpiteen tehnyt usein ja se sujui kuin vanhalta tekijältä. Virtsaa tuli paljon. Todella paljon. Tunsin pakaroiden kastuvan ja pelkäsin ettei alusastian koko riitä virtsamäärälle joka oli tulossa. Hoitaja sanoi myös virtsaa olevan todella reilusti joten voitiin merkitä kaavakkeeseen minun leikkauksen jälkeinen virtsaamiseni. Se on aika tärkeää sillä anestesiassa käytetyt aineet voivat lamata virtsarakkoa. Kysyin hoitajalta kuinka kauan toimenpide oli kestänyt? tunnin ja 20 minuuttia eli todella vähän. Kysyin myös verimäärän jonka olin mahdollisesti menettänyt? Ei ollut vuotoja ja kaikki oli mennyt muutenkin hyvin. Huomasin myös ettei minulla ollut dreeniä eikä mitään ylimääräisiä tippoja. Toinen kanyyli oli laitettu toiseen käteen varotoimenpiteenä. Minulle oli määrätty antibioottia suoneen vuorokauden ajaksi sillä minulla oli tuo tulehdustaipumus ja sitä yritettiin ehkäistä. Nälkä minulla oli. Edellisenä yönä oli osastolla ollut aivan ihania hoitajia jotka antoivat minun tehdä leipää ja juoda kahvia keskellä yötä. Ravinnotta oleminen alkoi taas kello 04 yöllä joten minulla oli hetki aikaa syödä. Nyt ei tarvinnut enää murehtia ravinnottomuudesta sillä kaikki oli ohi. Lääkäri kävi jossakin vaiheessa kertomassa leikkauksen menneen hyvin ja jotain muuta mitä en muista. Hoitajat heräämössä ilmoittivat osastolle, että minut saa tulla hakemaan. Kaikki sujui jotenkin liian hyvin. Minkäänlaista kipua en tuntenut. Toki leikkaushaava oli kipeä ja siihen olin usean annoksen pyytänyt kipulääkettä. Ennen lähtöä pyysin vielä varoiksi kipulääkettä sillä ajattelin etten osastolla saa tai joudun odottamaan pitkään. Huonoja kokemuksia oli takana kivun hoidosta. Osastolta tultiin minua hakemaan. Heräämön hoitaja antoi nopean raportin ja sitten mentiin. En muista matkasta osastolle mitään. Uskoisin minun puhuneen vuolaasti siitä miten onnellinen olin, että kaikki on nyt ohitse. Huoneessa kaivoin yöpöydän laatikosta puhelimeni ja soitin heti miehelleni. Hän vastasi; "NO"? Kerroin, että minut tuotiin juuri leikkaussalista. Hän alkoi jälleen itkeä ja kysyi; "onks se nyt ohi"? Taisin minäkin melkein itkeä kun vastasin kaiken olevan nyt ohitse. En tuosta puhelusta muista paljon. Nukutuslääkkeiden vaikutuksia. Sen muistan, että minulle tuotiin heti ruokaa. Tämä oli täysin päinvastainen käytäntö kuin Turussa. Turussa olin joutunut aina "jemmaamaan" eväitä yöpöydän laatikkoon josta salaa söin heti heräämöstä tultuani. Turussa oli jotenkin vallalla käsitys, että potilaan pitää olla useita tunteja ravinnotta leikkauksen jälkeenkin. Tuntui typerältä sillä jos ei ollut huonovointinen niin miksi pitäisi olla syömättä. Kuopiossa sain kuitenkin aterian jonka söin. En kommentoi sen enempää oliko ruoka herkullista vai ei tai minkälaista ruokaa Kuopion sairaala yleisesti tarjosi? En jaksanut kauan maata sängyssä. Varovasti nousin istumaan. Kauluriin totuttelu veisi aikansa. Tuntui kuin se pehmeä, paksu järkäle kuristaisi minut. Kuitenkin tiesin, että minun tuli tuon kaverin kanssa elää ja nukkua seuraavat kaksi viikkoa. Kaulurin tarkoitus oli tukea niskaa, mutta myös muistuttaa, että minut on leikattu. Nousin varovasti ylös. Eräs hoitajista oli heittänyt tavallisen potilaspaidan peiton päälle kuin koiralle ja sanonut; "pue toi päällesi". Vaihdoin paidan ja lähdin kävelemään sängyn ympäri.

Käveleminen sujui hyvin. Hieman tunsin pyörrytystä, mutta ajattelin kyetä kävelemään käytävällä olevaan vessaan. Suunnitelmissani oli myös käydä kanttiinissa sekä lahjapuodissa josta halusin ostaa leikanneelle lääkärille kiitokseksi tietynlaisen mitalin. Hoitaja oli sanonut, ettei saa yksin lähteä liikkeelle, mutta en viitsinyt heitä vaivata.

Kävelin varovasti vessaan ja sen jälkeen otin käytävältä pyörätuolin alleni ja lähdin liikkeelle. Huomasin matkan puolessa välissä, että kumit ovat melkein tyhjät. Kumien tyhjyys teki matkasta vaivalloista sekä hikistä. Alamäessä menin hurjaa vauhtia. Olin kuin jostakin komediaelokuvasta jossa pyörätuolissa istuva kaahaa kohti vastaantulijoita ja jotka joutuvat kauhistuneet ilmeet kasvoillaan hyppäämään pois edestä. Minulla oli jalat tukien päällä enkä voinut jarruttaa. Olisin tietysti voinut mikäli aikaa olisi ollut aikaa ottaa jalkatuet pois edestä jotta olisin saanut jalkani maahan. Käsillä jarrutuksessa olisi voinut tulla ikäviä palohaavoja käsiin. Niinpä odotin, ettei alamäestä tullut vauhti kestä loputtomiin. Selvisin ja pääsin lahjapuotiin. Kiersin ja katselin sopivaa mitalia joka kuvaisi tekstiltään mahdollisimman hyvin tunteitani neurokirurgia kohtaan. Olin jo aikaisemmin käynyt tilaamassa täytekakun osastolle joka toimitettaisiin tiistaina eli minun jo lähdettyä sairaalasta. Osoitin kakun neurokirurgille, mutta kakku oli 20-25:n hengen joten siitä riittäisi muillekin osastolla työskenteleville. Halusin kuitenkin antaa myös jotakin henkilökohtaista josta hän muistaa minut ja minun suunnattoman kiitollisuuteni. Niinpä ostin mitalin jota säilyttää joko työpöydällä tai kotona. Ostin myös lapsille tarroja ja tarrakirjan sekä kaikenlaista "krääsää". Lapset pitävät kun tuodaan tuliaisia. Lapset eivät tienneet minun leikkauksestani. Halusin kertoa vasta kotona jolloin he näkevät, että olen kunnossa. Kanttiinia kohti ajellessani, törmäsin potilastuttuihin. Suuri kädenheilautus tuli heti. Katseesta näki; " no nyt on leikattu". Rullasin pikaisesti vaihtamaan kuulumiset ja kävin vielä ulkona.

Sisälle pääseminen oli pyörätuolilla vaikeaa ja varsinkin tuolin jossa oli tyhjät kumit. Koroke oli iso ja minä hivutin itseäni edestakaisin. Huomasin taakseni kerääntyvän jonoa. Kukaan ei tehnyt elettäkään auttaakseen. Kertonee meistä Suomalaisista paljon. Omaa napaansa tuijottelevia jotka ennemmin odottavat selän takana kuin yhdellä työnnöllä auttavat pyörätuolissa olevan potilaan ovesta sisään. Aikani yritettyäni, sain tuolin sisään ovesta ja matkasin kohti osastoa. Matka oli rasittava ja kävin pitkälleni. Huomasin myös huoneen täyttyneen ihmisistä. Minun poissaollessani, kaikki vuodepaikat olivat täynnä. Minulla olisi juttuseuraa.

Kiitos hyvien puhetaitojeni, sain nopeasti puheen aloitettua huonetoverien kanssa. Jälleen kuulin uusia ja ihmeellisiä tarinoita sairauden maailmasta. Jotkut kertomukset olivat järkyttäviä. Miksi jollakin nuorella, joka on vasta elämänsä alkumetreillä, löytyy kasvain aivoista? Mikä tarkoitus kaikella on? saammeko koskaan elämän syvintä tarkoitusta selville? Useat ihmettelivät minun liikkumistani. Heidän mielestään näytti kuin minua ei olisi edes leikattu. Kävelin ja juttelin ja söin. Lieneekö osuutta ollut sillä, että olin tavallaan päässyt leikkauksen myötä myöskin psyykkisestä rasitteestani?

Kaikki tuntui niin helpottavalta. Kipuja ei ollut. kaulallani oleva leikkaushaava sattui, mutta sen kipu ei ollut mitään verrattuna aikaisempiin kipuihin. Ääntäkin minulta tuli joskin sen tuottaminen vaati ponnisteluja. Ääni oli käheä. Äänen käheys ei minua haitannut. Olin varautunut asiaan ja mielestäni minun ääneni oli parempi kuin mihin olin osannut edes varautua. Lääkäri tuli jossakin vaiheessa minua katsomaan. Kertoi leikkauksesta ja siitä miten vanha välilevy oli poistettu ja tilalle oli laitettu titaaninappi. Titaaninappi korvasi vanhan välilevyn. Lisäksi hermoja oli vapautettu. Hän oli tyytyväinen sekä varmasti hämmästynyt minun kertoessani kuinka myös jalan kipu/ krampppi oli jäänyt leikkauspöydälle. Vaikutti kuin hänen olisi ollut vaikea tai suorastaan mahdoton uskoa miten monesta oireesta olin päässyt eroon. Olin kuin uusi ihminen. Kiitin häntä ja sanoin, että minun on jopa pakko halata häntä kiitokseksi. Luovutin myös ostamani mitalin sekä kiitoskortin. Lääkärin ilmeestä oli vaikea saada selvää. Oliko hän tyytyväinen suoritukseensa? Ajatteliko hän ehkä toipumiseni olevan väliaikaista ja miettivän minun turhaa hehkuttamistani? Minulle oli tuossa kohdin aivan sama, oli hän mitä mieltä tahansa. Minulla ei ollut kipuja ja kaikki toimivat. Kädet, jalat sekä sormet. Kaularangassa ei ollut minkäänlaista kipua. Nielukin tuntui hyvältä. Lääkärin oli ehkä mahdoton uskoa miten olisi mahdollista nielunongelmien tai jalan krampin poistuvan kaularankaan suoritetussa toimenpiteessä? Yhtä kaikki, minulla oli koko elämä edessä. Uusi elämä. Intuitio siitä miten nyt parantuisin. Tämä tunne oli kaiken voittava. Minulla ei ollut samanlaista tunnetta lannerangan leikkauksen jälkeen. Minä en myöskään parantunut lannerangan leikkauksen myötä. Lääkäri kertoi olevan mahdollista minun kotiutua seuraavana päivänä. Ensin kävisin röntgenissä jossa katsottaisiin onko titaaninappi oikeassa paikassa. Kiittelin häntä vielä useaan kertaan. kiitin varmasti liiankin paljon. Ei hän voinut mitenkään ymmärtää kuinka suuren avun hän oli minulle antanut? Miltä tuntui kun ei tarvinnut ajatella mistä seuraavaksi haen apua? Miltä tuntui kun tiesi ettei tarvinnut istua aina uuden ja uuden lääkärin vastaanotolla kuulemassa mitä törkeimpiä kommentteja minun terveydentilastani? Kaikki ongelmat olivat poistuneet hänen ansiostaan.

Seuraavaksi alkoi miettiminen millä kotimatkan taivaltaisin? Lentokone ei tuntunut lainkaan hyvältä vaihtoehdolta. Linja-auto vieläkin huonommalta. Isäni oli ollut yhteydessä minuun sairaalassaoloaikanani. Hän oli ollut yllättävän kiinnostunut minulle tapahtuvista asioista. Arvostin todella paljon hänen kyselyitään. Tämä oli aivan uusi piirre hänessä. Tunsin miten hän olisi välittänyt ensimmäistä kertaa siitä mitä minulle tapahtuu? Uskon, että hän on välittänyt ennenkin, mutta ei ole sitä ääneen sanonut. Viimeisen vuoden aikana isässäni oli ilmaantunut ihan uusia piirteitä. Lieneekö vanhuutta, vaiko elämän tuomaa kokemusta.
Itsensä ajatteleminen ei aina riitä vaan joskus ympärillä on muitakin ihmisiä jotka välittävät ja joista myös täytyy välittää tai on hyvä välittää. Isäni auttoi paljon. Hän antoi asuntoautonsa mieheni ja mieheni isän käyttöön jolla he tulisivat hakemaan minut Kuopiosta kotiin. Arvostin tätä elettä todella paljon. Uusi piirre tämäkin. Toinen asia, joka sai minut sanattomaksi oli se, miten hän otti lapseni yöksi hänen luokseen. Koskaan aikaisemmin lapset eivät olleet hänen luonaan yötä. Tästä oli suuri apu sillä mieheni oli yövuorossa ja hänen äitinsä oli joutunut jo monta päivää hoitamaan lapsia minun ollessa poissa. Mieheni

äidille suotiin vapaapäivä jonka mahdollisti isäni apu lastenhoidossa. Oma äitini ei ollut tähän mennessä pitänyt melkein vuoteen mitään yhteyttä minuun eikä lapsiin joten häneltä ei apua kannattanut pyytää. Äitini ei tiennyt sairastamisestani mitään eikä myöskään leikkauksesta. Hänestä oli tullut täysin vieras ihminen minulle. Tunsin monta ystävääni läheisemmäksi kuin hänet. Isäni oli nostanut osakkeitaan paljon auttaessaan meitä. Hän oli usein ottanut lapset traktoriajelulle ja viettänyt omanlaistaan aikaa heidän kanssaan. Kaikkea tätä arvostin ja olin kiitollinen hänelle. Joskus mietin, miksi kaikkea ei voi saada? Olisi ollut hienoa jos maailmassa kaikki asiat ja suhteet kulkisivat sulassa harmoniassa. Olisi perhe ja ystävät. Olisi omat välittävät vanhemmat. Olisi oma koti ja tulotaso sellainen, että ei tarvitsisi miettiä jokaista ostostaan.
Eniten kaipasin perheen, ystävien ja vanhempien välittämistä.
Mietin viimeisen vuoden aikana usein, miten oma äiti voi hylätä lapsensa? Olen itse kokenut tulleeni hylätyksi. Olen mielestäni omille vanhemmilleni heidän lapsensa vaikka ikää tuleekin. Mietin usein tilannetta jossa itse jättäisin omat lapseni "oman onnensa nojaan". Lopettaisin täysin yhteydenpitämisen. Mietin voisiko maailmassa tulla sellaista tilannetta. Miten monelta eri kannalta asiaa ajattelin ja miten useaa erilaista vaihtoehtoa mietin, tulin tulokseen ettei mikään voima maailmassa saisi minua lopettamaan yhteydenpitämistä omiin lapsiini. Rakastin ja rakastan heitä niin paljon, ettei mikään tilanne saisi minua käyttäytymään kuten oma äitini käyttäytyi. Joskus ihmisille tulee riitoja. Tuntee tulleensa väärinkohdelluksi. Usein syytellään toisia eikä nähdä omia vikoja tai ei haluta myöntää niitä. Minulle opetettiin pienenä sana "anteek-

si" ja tämän sanan olen opettanut myös omille lapsilleni. Minä pystyn pyytämään anteeksi jos tiedän tehneeni väärin jotakin toista ihmistä kohtaan. Pyydän anteeksi usein ilman, että siihen tarvitsisi olla kovin painavaa syytäkään. Isäni pyytää anteeksi omalla tavallaan. Hän on näyttänyt tavan viimeisen vuoden aikana. En tiedä onko sillä merkitystä; sanooko sanan "anteeksi" juuri näin vai ilmaiseeko pahoittelunsa jollakin toisella tavalla. Äitini ei kyennyt kumpaankaan joka oli mielestäni hyvin kummallista. En kiusannut itseäni ajatuksella. Tein tavallaan luopumisen työn äidistäni.

Olen ehdottomasti sitä mieltä, että jos oma äiti ei halua olla lapsensa kanssa tekemisissä vuoteen niin en voi olla hänelle rakas. Tämä vuosi ei ollut ensimmäinen. Edellinen vuoden yhteydetön pito oli minun ollessani vajaa 18-vuotias. Tämä kertoi minulle paljon. Luopumisen tuska ei ollut kovin vaikea. Olin huomannut äidissäni hyvin outoja piirteitä jo aikaisemmin ja jollakin tavalla osasin odottaa tällaisen tapahtuvan. Toivoisin ihmisten enemmän pyytävän anteeksi. Menevän enemmän itseensä ja pohtivan asioita monelta kantilta. Miettivän muitakin kuin omia tunteitaan. Myöntävän virheensä vaikka se ei aina ole lainkaan helppoa.

Maanantai-aamu koitti. Olin nukkunut melko huonosti. Tuleva kotimatka jännitti. Kävin herättyäni suihkussa. Odotin lääkärin kiertoa. Edelleenkään ei koskenut mihinkään. Lääkärit kiersivät. Kertoivat yleisesti sairasloman-pituudesta ja kotiin määrättävistä lääkkeistä. Toivottivat hyvää kotimatkaa. Kävin vielä röntgenissä jossa otettiin tavallinen röntgenkuva ja katsottiin, että titaaninappi olisi oikeassa paikassa. Ilmeisesti oli sillä kukaan ei asiasta

sen jälkeen minulle mitään maininnut. Jatkuvasti pidin yhteyttä mieheeni, että missä kohdassa he ovat. Aika tuntui matelevan. Halusin kaunistautua ja laitoin meikkiä naamaan ensimmäistä kertaa aikoihin. Naisilla on tuo pelastava meikkaus jolla saa itsensä näyttämään kauniilta tai kauniimmalta kuin oikeasti on. Minä tein huolellisen meikkauksen niillä välineillä joita käytössäni oli. En ollut pakannut paljonkaan meikkejä mukaan. Kuten mainitsin aikaisemmin, en ollut tullut mihinkään kauneuskilpailuihin. Meikki teki omiaan sillä apulaisosastonhoitajakin pyörähti kannoillaan kun näki minut. Hämmästyi ja sanoi jotain naisten helppoudesta saada uusi "lookki" meikeillä. Suhtautuminen minuun oli muutenkin muuttunut. Suurin osa hoitajista olivat ystävällisiä. Ystävällisyys oli lisääntynyt, koska en tarvinnut enää mitään. Haikeus kaiversi mieltä. Olin saanut uusia ystäviä joiden kanssa jakaa asioita aivan eri tavalla kuin tavallisten ihmisten kanssa. Olisin halunnut tietää monen potilaan tulevaisuudesta. Kahden tytön kanssa vaihdoimme puhelinnumeroita ja sähköpostiosoitteita. Toinen tytöistä vietiin isoon leikkaukseen ja en tiennyt miten hänen kävi. Olisin toivonut olevani hänen lähellään kun hän palaa jos hän olisi vaikka tarvinnut minua? En voinut silti jäädä ja enkä toisaalta halunnutkaan. Minulla oli valtava ikävä lapsia ja miestäni. Tuntui kuin siitä olisi ollut ikuisuus kun viimeksi tapasimme. Aika kului. Kävin hyvästelemässä tupakkahuoneessa potilastoverit. Heistäkin oli tullut osa viikkoani jonka olin sairaalassa viettänyt.
Mieheni ilmoitti puhelimella olevansa tulossa. Hän oli jo sairaalassa. Pian näin hänen tulevan ovesta ja riensin hänen kaulaansa ja suutelin häntä.
Keräsimme tavarani ja hyvästelin vielä potilastoverin

sekä osaston paikalla olleen henkilökunnan ja jätin kokemuksen taakseni. Ala-aulassa joimme kahvit. Mukaan kemuihin oli tullut myös mieheni täti sekä hänen puolisonsa. Väsymyksen merkit paistoivat mieheni kasvoista. Hän oli ollut kaksi yötä töissä ja unet olivat jääneet vähiin. Minun kävi häntä sääliksi.
Olin tehnyt itsestäni uuden havainnon leikkauksen jälkeen. Jouduin käymään usein vessassa. Aikaisemmin en ollut joutunut vessassa juoksemaan. Päinvastoin. Virtsaa tuli todella vähän. Kävin kanttiinissa vessassa. Ennen kuin olimme pihalta ehtineet asuntoautoon, minulla oli jälleen pissahätä joten juoksin vielä kerran vessaan. Asuntoautossa oli minulle varattuna jogurttia, rahkaa sekä sekamehua. Ruokatorvi oli sen verran ärtynyt, että oli helpompi syödä juoksevia ruokia. Istuin ensin ja pian huomasin sen käyvän raskaaksi joten siirryin takaosaan pehmeälle sängylle jossa usealla tyynyllä tuin itseni hyvään asentoon. Auto pomppi ja heittelehti. Kaularankaan sattui. Otin melko nopeasti lähdön jälkeen kipulääkettä. Kipulääkettä jouduin käyttämään matkan aikana paljon. Matka oli pitkä ja minulla usein pissahätä. Ei ehtinyt niin useaa huoltoasemaa etsimään kuin tarvetta olisi ollut. Päätin kyykistyä linja-autopysäkeillä ja levähdysalueilla. Mietin, jos joku minun takamuksestani oli niin kiinnostunut, että sitä vaivautui katsomaan niin sitten katsoi. Hätä oli kuitenkin suurempi kuin siitä seurauksena tullut häpeä. Ei tullut häpeää vaan helpotusta. Matkan saimme tehtyä. En olisi pystynyt matkustamaan istuvassa asennossa joten asuntoauto oli ehdoton vaihtoehto. kiitos siitä isälleni sekä mieheni isälle joka ajoi ja tietysti omalle miehelleni joka asiaa oli ehdottanut.

Kotioven avatessani, lapseni ryntäsivät kaulaani. Minulta pääsi itku ikävästä ja kaikesta helpotuksesta. Vanhempi tyttöni sanoi; "älä nyt enää itke kun sää olet jo kotona". Pienempi tyttö väänsi myötätunnon kyyneleet. Ei voi sanoin kuvata kuinka ihana oli heitä nähdä ja olla taas kotona. Kerroin lapsille heti, että minut on leikattu ja nyt olen terve. Molemmat tytöt riemastuivat "jippii" huutoihin. Kokemus oli takana. Edessäpäin oli tulevaisuus joka oli täysin tuntematon. Minusta tuntui kuin siirtyisin tuntemattomasta toiseen. Tästä oli kuitenkin hyvä jatkaa. Oloni tuntui hyvältä. Väsyneeltä, mutta onnelliselta. Olin myös kiitollinen elämälle ja siitä mitä minulle oli tapahtunut. Uskoin vihdoin, että jumala on jossakin vaikka sitä ei aina näe.

LUKU 6, JOKAINEN PÄIVÄ JA JOKAINEN YÖ

Arki saapui kotiin. Leikkauksen tuoma "onnellisuus" alkoi vähitellen hälvetä. Olinko onnellinen? Kyllä. En olisi vaihtanut tilaani mihinkään. Minulla oli tietyt kortit joilla voin pelata. Minun oli hyväksyttävä ettei minulle oltu suotu pakasta korttia nimeltään "terveys". Tästä johtuen jouduin ajattelemaan elämäni juuri tällaisena kuin se eteeni annettiin. Leikkaus oli välttämätön. Olin odottanut ja toivonut sitä. Taistellut jotta sen saan. Pelännyt ja haaveillut. Tunteiden sekasorto oli valtava. Koko tunneskaala jonka olin lävitse käynyt, sitä ei voi sanoin kuvata. Siihen skaalaan liittyi niin monia tunteita. Tunteet vaihtuivat hetkestä, päivästä ja kuukaudesta toiseen. Joillekin sana "tunne" on vieras käsite. Tunne on pään sisällä kulkeva tila. Tämä tila on erilainen liittyen tilanteisiin ja paikkoihin. Tunnetta on surullisuus, iloisuus, herkkyys, pelko, ymmärtäväisyys, eläytyminen, kauhu ja monia, monia muita. Tila vaikuttaa "pään sisältä" koko kehoon ja saa ihmisen toimimaan sekä ajattelemaan asioita eri näkökulmasta liittyen aina tunteeseen. Usein muistot jostakin entisestä täyttää mielen jonkin tunteen seurauksena. Ihmisen käyttäytyminen voi muuttua hetkessä jonkin tunnetilan seurauksena. Iloinen elokuvakohtaus voi saada sinut nauramaan vedet silmissä kunnes seuraavana hetkenä tuleekin surullinen kohtaus joka koskettaa ehkä juuri sinua ja huomaatkin itkeväsi. Usein kohtauksissa on jotakin joka ehkä alitajuisesti muistuttaa sinua menneestä. Alitajunta on meiltä "piilossa". Me toimimme ja teemme asioita joita alitajunta säätelee. Me emme itse vaan tunnista alitajunnasta tulevia viestejä. Unissa alitajunta monasti nostattaa unia joita aamulla ihmettelemme. Alitajunta on hieno asia. Sinne on pakattu paljon kokemuksia, hetkiä ja tapahtumia jopa syntymähetkestämme lähtien. Hypnoosilla voimme saada välähdyksiä tuon alitajunnan ihmeellisestä maailmasta. Olen itsekin kokeillut hypnoosia eri asioihin. Uskon hypnoosin tarjoamaan mahdollisuuteen esimerkiksi kivunlievityksessä. Maassamme ei mielestäni ole vain tarpeeksi osaavia hypnoosin ammattilaisia. Olen tavannut vain yhden. Tämä ei määrällisesti ole hyvä saavutus. Eläisipä kokenut edesmennyt Milton. H. Eriksson. Siinä oli mies joka ymmärsi ihmisen mielensyövereitä ja joka myös osasi käyttää osaamistaan käytännössä. Ihailen tätä miestä edelleenkin. Päivät kuluivat enemmänkin helpottunein ja tyytyväisin mielin. Kipuja ei ollut ja tunsin voittaneeni jotakin arvokasta. Tunsin miten minussa elämä virtasi ja olisin halunnut tehdä heti yhtenä päivänä kaikki useiden kuukausien työt. Kaikki työt olivat jääneet tekemättä sillä olin ollut kuin "vihannes" joka kulki ympäri huoneita tekemättä siltikään mitään. Tiesin kaularankani rajoittavan tekemistäni, mutta vointi oli niin hyvä. Olin odottanut jotakin paljon pahempaa.

Olinko kerrankin elämässäni saanut ässäkortin? Tunsin olevani hyödyllinen. Jostakin pilkahti myös välähdyksiä työelämästä. Toisaalta tiesin, ettei se ehkä olisi mahdollista. Mikään ei voinut estää minua. Olisin halunnut juosta heti kuntoutukseen. Olisin toivonut saavani fysioterapia lähetteen joka olisi mahdollistanut nopean kuntoutumisen. Tuntui kuin minulla olisi jalat. Minulla ei ollut ”ollut” jalkoja kolmeen vuoteen. Ei sitä voi sanoin kuvata. Sanat eivät riitä kuvaamaan sitä tunnetta joka minulla oli. Pidin uskollisesti kauluria joka tuki kaularankaa. Kaulurin tarkoitus oli lähinnä muistuttaa siitä,

että minut oli leikattu. Virheasennoilta vältyttiin. Kauluri hiersi ja yöllä sen pitäminen oli epämiellyttävää. Halusin tehdä oikein ja totella ohjeita. Halusin ettei mikään pilaa sitä onnistumista jonka olin saanut. Tuntui oudolta kantaa tavaroita käsillä. Käsissä oli voimaa. Tavarat eivät tipahtaneet lattialle. Sormet toimivat ja mahdollistivat erinäisten asioiden tekemisen. Tahdoin kokeilla asioita joita en ollut kokeillut useiden vuosien aikana. Soitin urkuja ensimmäistä kertaa kolmeen vuoteen. Haparointia se aluksi oli. Kesti hetken ennen kuin sain nuotit palautettua mieleeni. Lapset lauloivat. Lapsia ei haitannut vaikka kaikki nuotit eivät menneetkään kohdilleen. Sormet taipuivat ja venyivät. Sormien nivelissä ei ollut kipuja. Ajoittain minut valtasi suru siitä, että olin joutunut odottamaan niin kauan. Olin vihainen lääkäreille. Millä oikeudella he olivat riistäneet minulta tämän kaiken? Millä oikeudella he olivat sanoneet olevan minun parhaakseni, että ei leikata? Lääkärit olivat kuvainnollisesti pakottaneet minut syömään vahvoja lääkkeitä jotka eivät auttaneet kipuihin, mutta tekivät minusta zombien. Kaikki tuska, ahdistus, elämän hallinnan menettäminen ja perheen kärsimys. Kaikkea tätä he väittivät minulle paremmaksi vaihtoehdoksi. Leikkaus joka toteutettiin kaikkien lakien vastaisesti, auttoi. Leikkaus joka oli helppo ja sai minut voimaan heti paremmin. Sain elämäni takaisin. Enää sitä ei voinut minulta riistää. Päätin etten enää mene kenellekään lääkärille. Olin saanut niin tarpeekseni kaikista "pätevistä" alan ammattilaisista. Sellainen tunne joka kertoo, että tämä on uuden elämän ensimmäinen viikko. Sellainen tunne minulla oli.
Jouduin ennen kuin huomasinkaan, syömään sanani. Minulle oli tullut leikkauksesta hyvin yleinen komplikaatio.

Ääni oli mennyt. Toisin sanoen äänihuuliin kohdistuu leikkauksessa niin suuri venytys, että äänihuulet helposti ottavat "nokkiinsa". Minä olin tunnetusti kova puhumaan ja käyttämään ääntäni. Nyt pystyin puhumaan hiljaa eikä aina sanoja tullut vaikka halusikin. Koin kuitenkin tämän olevan todella pieni haitta verrattuna siihen tilanteeseen joka oli ollut ennen leikkausta. Lapsille tilanne oli outo sillä perheemme oli ollut äänekäs. Aina huudettiin jollekin, joskin sillä ei ollut merkitystä. Nyt en pystynyt huutamaan tai käyttämään kovaa ääntä lainkaan.

Puhelimessa puhuminen oli vaikeaa ja sen vuoksi en halunnut kenenkään kanssa puhuakaan.

Ääni väsyi nopeasti. Mikäli aamulla ääntä tuli, se jo puolen tunnin kuluttua oli mennyt. Aloin pohtia miten kävisi urani psykiatrisena hoitajana joka käyttää ääntään työvälineenä? Puhuessa alkoi limaa erittyä enemmän ja enemmän. Joinakin hetkinä tuntui kuin tukehtuisin limaan. Olisi ollut upeaa jos kotona olisi ollut imulaite jolla imeä limat pois. Tämä limaisuus oli sellaista, ettei sitä saanut nieltyä alas eikä syljettyä ulos. Tämä lima oli kurkunpäässä tukkeena ja aiheuttaen ajoittain jopa paniikinomaisia tuntemuksia. Aika kului ja odotin äänen parantuvan. Parantumista ei tullut ja itseäni alkoi asia vaivata sen verran, että tilasin ajan korva-nenäkurkkutautien erikoislääkärille. Taas huomasin istuvani odotusaulassa lääkärin oven takana. Nyt vaiva oli vain eri kuin aikaisemmin. Lääkäri oli ystävällinen ja katsoi peilillä kurkkuuni sekä äänihuulien liikettä. Hänen tutkimuksensa tulos oli lohduttava; ei äänihuulihalvausta. Aika todennäköisesti auttaisi palauttamaan puhekyvyn. Lääkäri ohjasi minut kuitenkin varmuuden vuoksi foniatrille joka on erikoistunut äänihuuliin sekä äänen tuottami-

seen liittyviin asioihin. Foniatrin aika olisi viikon kuluttua. Seuraavan viikon keskiviikkona menin jälleen yksityiseen lääkärikeskukseen ja huomasin odottavani odotusaulassa. Foniatri otti tarkan anamneesin ja teki tutkimukset. Hänellä ei enää ollutkaan niin hyviä uutisia. Oikea äänihuuli oli halvaantunut. Kysyin asiasta paljon ja hän kertoi. Puhuttiin muutamalla sanalla mahdollisesta leikkauksestakin mikäli ei muita keinoja olisi. Minulla ei tuon äänen kanssa ollut muuta ongelmaa kuin laulaminen. Laulaminen oli minulle kuin terapiaa. Aina silloin kun tuntui, että kaikki maailman vääryydet kaatuvat niskaani ja mikään ei onnistu, lauloin. Nyt äänen tuottaminen puhuessa oli todella rankkaa, niin laulamisesta ei tarvinnut edes haaveilla. Foniatri laittoi lähetteen yliopistolliseen sairaalaan jossa puheterapeutti aloittaisi kanssani työt. Puheterapeutteja ei ole paljon ja ne jotka ovat tässä ammatissa, ovat ylityöllistettyjä. Tästä johtuen ajattelin, ettei kutsua vastaanotolle tule useaan kuukauteen. Toisin kävi. Minulle soitettiin vajaa viikon kuluttua ja ehdotettiin aikaa puheterapeutille heti viikon kuluttua lähetteen saapumisesta sairaalaan. Ihmettelin suuresti miten samassa sairaalassa, eri yksiköissä voi olla niin suuria eroja palvelun suhteen. Palvelu korva- nenä
- kurkku klinikalla oli täydellistä. Neurologisella puolella taas aivan surkeaa. Yliopistolliset sairaalat ovat isoja laitoksia ja yksiköissäkin on eri johtajat. Arvelen joidenkin yksikköjen paneutuvan enemmän palveluun kuin toisten. Johtajilla on myös suuri osuus ilmapiirin sekä toiminnan luomisella.
Puheterapia alkoi. Aluksi tuntui oudolta puhaltaa lasisella pillillä vesiastiaan ja sanoa samalla "Buuuu". En kiellä, etteikö aluksi kaikki neuvot ja ohjeet sekä harjoitukset

olisi tuntuneet vähän "hölyn pölyltä". Tunnollisesti tein kotona kaikki vastaanotolla annetut harjoitukset. Käyntejä oli tiheästi ja tuntui kuin puheterapeutilla käymisestä olisi tullut työtä tai uusi harrastus. Päivisin harjoittelua piti tehdä useita kertoja.

Turha sanoa etten voinut lähteä mihinkään sillä vesiastian ja lasipillin kantaminen mukana ei olisi onnistunut. Olin vähän kuin vankina kotona joskin tiesin, ettei tämä tulisi kestämään ikuisesti. Minun tuli asennoitua tilanteeseen kuin se olisi vain hetki elämästä. Tosin olin ollut vankina kotona jo useita vuosia joten ei muutama viikko siinä enää tuntunut. Eniten minua huolestutti se, että palautuuko ääneni harjoittelusta huolimatta? Minulta oli edelleenkin kaikki tuet hylätty. En saanut sairaspäivärahaa sillä kaularangan leikkaus on sama kuin pullistuma kaularangassa. Toisin sanoen mikäli diagnoosi alkaa sanalla kaularanka, et saa sairaspäivärahaa. Kansaneläkelaitoksen mukaan en ollut kyennyt olemaan vuoden ajan työkykyinen. Työeläkelaitokselta tuli samoihin aikoihin päätös valituksestani. Valitus on ehkä väärä sana sillä olin pyytänyt perusteluja joilla he olivat katsoneet, ettei työkykyni ole alentunut 2/5 osaa ja näin ollen voisin tehdä työtä kuin työtä. Halusin heidän näkemyksensä päätöstä tehtäessä myös morfiinin käyttöön ja autolla ajamiseen lääkkeen vaikutuksen alaisena. Kysyin heiltä perusteluja myös siihen miten lääkärit olivat katsoneet minut sairaaksi ja määränneet sairaslomaa? Perusteluja ei tullut vaan ilmoitus, että valitukseni on siirretty vakuutusoikeuteen. Käsittelyaika olisi noin vuoden. He sanoivat paperissaan myös sen, että minun ei katsota olleen työkyvytön yhden vuoden ajan. Eikö olekin melko kummallista, että KELA katsoo etten ole ollut työkykyinen vuoden aikana ja Ilmarinen katsoo etten ole ollut työkyvytön ? Tuntui melkoiselta huijaamiselta koko toiminta. Kumpikaan laitos ei voi silti muuttaa päätöksiään sillä molemmilla on omat lääkärinsä/ työryhmänsä asioista päätöksiä tekemässä. Näin ollen ei ole Kelan ongelma jos Ilmarinen pitää minua työkykyisenä ja he eivät. Ilmarisen ongelma ei taas ole jos kela katsoo minut työkyvyttömäksi ja he eivät. Valittaa ei enää kannattanut. Nyt olisi pärjättävä omillaan ja tehtävä jokin suunnitelma jolla tämän kierteen saisi katkaistua. Korotettu vammaistuki minulla oli, mutta sillä ei ollut mitään merkitystä päätöksiä tehtäessä. Tulojen loppumisen vuoksi minun oli suunnattava näkymät kohti tulevaisuutta. Etsin töitä jotka voisin aloittaa tammikuussa heti sairasloman päättymisen jälkeen. Tunsin fyysisesti olevani erittäin hyvässä kunnossa. Voisin väittää etten ollut tuntenut vointiani niin hyväksi sitten vuoden 2005. Ainoa haittatekijä oli minun ääneni jota ei tullut. Vaikeaa olisi tehdä töitä, mikäli ei pystynyt puhumaan. Kävin työvoimatoimistossakin asiasta keskustelemassa. Heidän mielestään minun olisi pitänyt vain jäädä työttömäksi ja odottaa äänen palautumista tai vaihtoehtoisesti miettiä uudelleen kouluttautumista. Ongelmana oli se, että mikä olisi ammatti jossa ei ääntä tarvita? Useista työhakemuksista huolimatta, en päässyt edes haastatteluun. Hain työpaikkoja jotka olivat puhtaasti psykiatrisia tai tähän verrattavissa olevia paikkoja.

Mietin myös miten paljon työpaikan saantia haittasi se, että olin ollut seitsemän kuukautta sairaslomalla. Ei se paljon auttanut jos selitin, ettei minua leikattu vaan käskettiin syödä lääkkeitä ja noudattaa sitä kuuluisaa konservatiivista hoitolinjaa. En tiedä olisinko itsekään itseäni palkannut sellaisilla taustoilla kuin minulla oli? Työvoimatoimistossa päätin heti vuoden vaihduttua jääväni työttömäksi. Ongelmaksi tuli jälleen kerran aikaisempi yrittäjyyteni. Jälleen kerran asia piti viedä työvoimatoimikuntaan joka tekisi ratkaisun siitä, olenko työtön vai yrittäjä. Täytin useita sivuja sisältävän paperinipun koskien aikaisempaa yritystoimintaani. Tuntui kuin en koskaan pääsisi eroon yrittäjän-tittelistä. Minulla ei sinänsä ollut kiirettä asian suhteen, sillä olin aikaisemmasta kerrasta viisastunut ja lähtenyt liikkeelle hyvissä ajoin. Tässä tilanteessa työvoimatoimikunta toimi nopeasti ja päätös oli seuraavanlainen; "esteitä työttömyydelle ei ole sillä yritystoimintani on satunnaista tai sivutoimista. Seuraava tarkistus olisi puolen vuoden kuluttua". Eli olin yrittäjä vaikka en ollut ja minun tulisi ainakin seuraavat kymmenen vuotta täyttää aina samat paperit puolen vuoden välein. En voinut ottaa yritystä pois rekisteristä tai paremminkin lopettaa sitä sillä sen jälkeen olisi yrityksen y-tunnuksella varustettu toiminta mennyt selvitystilaan ja sitä kautta konkurssiin. En halunnut menettää luottotietojani jotka olisivat automaattisesti menneet jos yritys olisi konkurssiin haettu. Minun tuli alistua joko puolen vuoden välein tehtävään paperisotaan tai etsittävä jostakin, ihan mistä tahansa työpaikka. Päivät olivat rankkoja. Aika kävi aina vain vähemmäksi. Tulisi joulu ja vuoden vaihtuminen ja sen jälkeen ei mitään. Kivut olivat poissa ja pysyivät poissa. Tunto oli palautunut lähes joka paikkaan. Virtsaaminen ja ulostaminen sujuivat nyt normaalisti. Ponnistusvoimat olivat palautuneet. Kramppeja ei ollut ja elämänlaatu parantunut 100%:lla. Toki minulla oli jäykkyyttä niskan alueella sekä ajoittain autolla ajon jälkeen kipua olkapäässä. Kivut eivät kuitenkaan olleet laadultaan sellaisia, että niihin kipulääkitystä olisin tarvin-

nut. Aloitin siivoamaan ja se tuntui aluksi mahtavalta. Outoa, että joillekin siivoaminen tuottaa hankaluuksia sen epämiellyttävyyden vuoksi. Minä en ollut kyennyt siivoamaan useisiin kuukausiin joten minulle se, että pystyin tekemään edes jotakin, oli ekstaasiin vievä tunne. Kokeilin pieniä kävelylenkkejä. Aluksi matka oli vain 100 metriä. Pitää huomioida etten ollut kyennyt kävelemään useisiin vuosiin. Matka oli ollut 50 -100 metriä jonka jälkeen jalka oli krampissa. Voitte uskoa, että ensimmäinen kilometrin matka jonka pystyin kävelemään, sai onnenkyyneleet silmiini. Jatkoin kävelyä siihen asti kunnes tuli talvi ja liukkaus.
Talven tultua aloitin tanssiharjoitukset. Liikkuminen tuntui niin mahtavalta, ettei taas ole sanoja sen kuvailemiseen. Olimme sopineet perheen kanssa jo aikoja sitten, että kun minut on leikattu, lähdemme matkalle.

Mieheni kanssa lähdimme Saksaan joka oli matkana aivan upea. Joillekin matka itsessään toisi kutkuttavan tunteen vatsanpohjaan. Minulle matkasta teki ikimuistoisen se, että sain ensimmäistä kertaa matkustaa ilman lääkkeitä ja todistuksia lääkkeiden laillisuudesta. Saksassa kaupungin kiertäminen onnistui sillä kävely ei tuottanut minkäänlaisia ongelmia. Kävelimme paljon ja välillä pysähdyimme syömään tai kahville. Jalkani toimivat. Enää siitä ei ollut epäilystäkään. Saksassa kuten lomalla yleensä ollaan rentoutuneita ja niin olimme mekin. Sain halauksia josta seurasi se, että huomasin, etten tuntenut kipua halatessa. Aikaisemmin koko ylävartaloni oli ollut niin kosketukselle arka, ettei minua pystynyt halaamaan kunnolla. Tämäkin asia oli korjattu leikkauksella. Kävimme kylvyssä ja joimme kuohuviiniä. Voi miten ihana loma kaiken koettelemuksien jälkeen. Olin mielestäni ansainnut kaiken sen ja vielä enemmänkin. Mieheni äidille sekä hänen ystävälleen kuuluu iso kiitos siitä, että he hoitivat lapsiamme tuon matkan ajan. Lapset olivat turvallisissa käsissä eikä minun tarvinnut kantaa murhetta lapsien pärjäämisestä. Saimme keskittyä vain toisiimme sekä saksan ihanaan kaupunkiin. Kuten kaikki hyvä loppuu aikanaan, niin loppui lomakin. Paluu arkeen ei houkutellut. Olisin halunnut jäädä vielä muutamaksi päiväksi, mutta mieheni työt estivät pidemmän loman pitämisen. Kotiin oli palattava. Suunnittelin jo mielessäni seuraavaa kesää. Kesällä tulisimme varmasti uudestaan ja silloin olisimme pidempään. Tällainen suunnittelu kertoo myös siitä miten vahva tunne minulla oli parantumisen jatkuvuudesta. Toki minä tiesin, että sairauteni rappeuttaa selkärankani nopeammin kuin yleensä. Tiesin myös sen, että selkärangassani oli kaksi väliä jotka olivat kovaa vauhtia menossa siihen kuntoon, että oireet alkaisivat ja tarvittaisiin leikkausta. En halunnut murehtia tulevilla sairastumisilla tai paremminkin kivuilla. Halusin ottaa tästä hetkestä kaiken irti ja nauttia joka minuutista. Tuokoon tulevaisuus eteen mitä tahansa niin se olisi tulevaisuudessa. En voi enkä pysty elämään niin, että miettisin joka hetki kipujen alkamista. Voi, jos minulla olisi ollut se kristallipallo josta olisin nähnyt tulevaisuuteen. Olisin saanut tietää kuluuko aikaa puoli vuotta, vuosi, kaksi, viisi vai kymmenen vuotta seuraavan kipuepisodin alkamiseen ja siitä seuraavaan leikkaukseen? Tiesin vain yhden asian. Kipu alkaa ja toimintakyky heikkenee joskus. Koska? Sitä en tiennyt enkä oikeastaan halunnutkaan tietää. Siinä on omat hyvät puolensa ettei asioita tiedä etukäteen. Tällä tavalla voi elää hetkessä. Yrittää nauttia jokaisesta päivästä kuin se jokaisesta päivästä kuin se olisi viimeinen. Tehdä omasta elämästään elämisen arvoista. Tehdä elämälläni juuri sitä mitä itse tahdoin. Jos taas tietäisimme tulevaisuuden, Voisimme helposti siirtää elämän nautintoja tulevaisuuteen. Ajatella; "minulla on vielä aikaa, ehdin tehdä sen myöhemminkin". Pilvilinnoja en rakentanut. Olin jalat maassa ja tiedostin tulevan. En silti tarkoita ettenkö olisi ollut pilvilinnassa. Mieleni oli jossakin sellaisessa tilassa jota voisi kutsua pilvilinnaksi.

Elämä ei siltikään ollut pelkkää juhlaa. Kenellä se sitä olisi? Lapsemme halusivat laivalle ja sinne he myös pääsivät. Tämä oli lasten matka ja erilainen kuin aikuisten matka. Lapset nauttivat joka hetkestä. Heidän oli vaikea ymmärtää miten äiti pystyykin toimimaan. Miten on mahdollista, että äiti pääsee kyykkyyn? Miten on mahdollista, että äiti voi tyhjentää tiskikonetta, kantaa lautasia joissa on ruokaa? Miten äiti voi olla jalkeilla eikä tarvitse päiväunia? Lapset olivat hyvinkin ymmällään tästä uudesta tilanteesta. Heidän kesti tottua ajatukseen, että äiti on oikeasti parantunut. Edellisen selkäleikkauksen jälkeen minä en parantunut joten oli vaikea todistaa ja vakuutella heille, että tämä oli se oikea leikkaus joka paransi äidin.

Kaikki ei tapahtunut heti. Lääkkeistä vieroittautuminen oli todella rajua. Aloitin vieroittautumisen heti leikkauksen jälkeen. Morfiiniin ei jää (kuten useat kuvittelevat) psyykkisesti riippuvaiseksi. Tarkoitan tällä sitä, että morfiinista ei saa sellaista mielihyvää joka laittaisi sinut haluamaan sitä sen onnellisen vaikutuksen vuoksi. Fyysinen riippuvuus onkin sitten toinen ja paljon vaikeampi asia. Keho on tottunut saamaan tietyin välein morfiinia joten keho alkaa kaivata sitä juuri sillä minuutilla kun olet tottunut sen annoksen ottamaan. Mikäli kroppasi ei annosta saa, alkaa vieroitusoireet. Pahimmat ovat hikoilu, sydämen lyöntitiheyden kasvaminen (sydän hakkaa tuhatta ja sataa), tärinä/ vapina, ärtyneisyys, hallusinaatiot ja asioiden muistamattomuus. Toki niitä voi olla paljon muitakin, mutta nämä olivat minulla. Kaikki aika menee miettiessä seuraavaa lääkeannosta. Pahinta siinä on se, että lääkkeestä ei ole tullut niin sanottua mielihyvää vaan ainoastaan aivoja turruttava vaikutus jolloin et välitä mistään mitään. En ole koskaan kokeillut huumeita enkä osaa niiden vaikutuksia tähän kirjoittaa, mutta kuvittelisin huumeiden tuovan niin sanotun; "onnellisuuden tunteen antavan vaikutuksen" jolloin mieli haluaa seuraavan annoksen. Voin olla väärässäkin, mutta mielikuvani kyseisistä aineista on tämä. Niinpä ymmärtäisin paremmin morfiinin vieroitusoireet jos olisin saanut niistä jonkin taivaallisen matkan jonnekin...mihin sitten ikinä voisi onnellisen matkan tehdä. Kaikesta huolimatta lopetin lääkkeen käytön + useiden muiden lääkkeiden, kuin seinään. Ajattelin hetken kärsiväni vieroitusoireista ja se olisi sitten siinä. Minua helpotti ajatus lääkkeen olemassaolosta kaapissani. Tavallaan se auttoi sillä tiesin, että voisin milloin tahansa ottaa lääkettä. En kuitenkaan ottanut. Vieroitus oli tällä kertaa kamala, tuskainen, hirveä kokemus. Se jatkui ja jatkui. Kului lähes kolme viikkoa kunnes olin siinä vaiheessa, etten enää ajatellut morfiinia. En sortunut kertaakaan. Muutaman diapam pillerin jouduin ottamaan ensimmäisen viikon aikana. Diapam lievittää vieroitusoireita, mutta ei poista niitä. Uskon osaltani tietäväni edes hitusen miltä vieroitus alkoholista, huumeista tai lääkkeistä tuntuu. Se kannattaa vaikka yksin sitä on kamala tehdä.

Tietynlainen onnellisuus tulee kun on onnistunut. Seuraa välittömästi sellainen asia, että huomaa pään olevan selkiytynyt. Ajatus kulkee paremmin ja ennen kaikkea muisti toimii. Huomaa ja kiinnittää ympärillä tapahtuviin asioihin aivan eritavalla huomiota. Painajaiset loppuvat. Säpsähtely loppuu (tuntui kuin joku olisi selän takana), harhat loppuvat (näkee kuvitteellisia olentoja), ja unen laatu paranee jolloin vireystaso paranee. Minulta meni kauan, ennekuin olin virkeä. Aluksi tuntui kuin minulla olisi ollut vuoden univelat nukkumatta ja tästä johtuen nukuin todella paljon. Olin väsynyt vaikka olisin nukkunut 12 tuntia yössä. Nukuin päivällä usean tunnin päiväunet ja taas maraton yöunet. Jossakin vaiheessa olin saanut nukuttua tarpeeksi. Aikaa kului leikkauksesta noin 1½-kuukautta kunnes tunsin olevani pirteämpi. En voi kieltää ettenkö olisi ollut vihainen siitä miten kauan minun annettiin syödä lääkkeitä. "Annettiin" voi olla väärä sana, mutta tuntuu uskomattomalta, ettei leikkausta voitu suorittaa paljon aikaisemmin jolloin lääkkeiden syöntiin kulunut aika olisi ollut viisi kuukautta vähäisempi. Annosten lukumäärää en viitsi edes laskea. Mikäli en olisi vieläkään leikkausta saanut niin kuinka pitkään olisin joutunut syömään lääkkeitä ja miten massiiviset vieroitusoireet olisivatkaan olleet sen jälkeen? Olisiko aivojen osia tuhoutunut liiallisesta lääkkeiden syönnistä? Alkoholi tuhoaa aivoissa olevia soluja jotka eivät uusiudu koskaan. Miten morfiini ei tekisi saman asiaa? Miten saisin korvattua morfiinin aiheuttaman tuhon aivoissani? Osaisivatkohan nuo viisaat neurokirurgit vastata tähän kysymykseen? Nuo viisaat kirurgit jotka katsoivat olevan hyödyllisempää antaa minun syödä vahvoja kipulääkkeitä kuin lähteä leikkaamaan? Heillä kun ei tunnu olevan mitään vastuuta potilaasta. Ei ainakaan tässä tapauksessa, jossa minut heitettiin lääkäriltä toiselle ja sairaalasta pihalle. Mikäli leikkaus olisi tehty niin siinä tapauksessa lääkärillä olisi ollut vastuu minusta. Palattuani "tajuihini", minua alkoi entistä enemmän harmittaa ja kalvamaan koko sairaanhoitopiirin toiminta. Päätin soittaa potilasasiamiehelle ja kysyä hänen mielipidettään asiaan? Olinhan itsekin ehtinyt miettiä niitä kauniita lauseita paperilla joita eduskunnassa on säädetty lain muodossa. Laki potilaan oikeuksista, perustuslaki, tietosuojalaki ja mitä lakeja niitä nyt on? Se, että onko noilla kauniilla lauseilla ja säädetyillä lakipykälillä mitään arvoa kun puhutaan terveydenhuollosta? Minulla on se käsitys ja jopa kokemus miten lääkärit muuttavat tietoja potilasasiakirjoihin jotta saavat ne näyttämään "oikeilta". Tämä tietojen muuttaminen voi tapahtua sen jälkeen kun potilaan oikeusturvakeskus pyytää selvitystä sairaalassa tapahtuneesta "virheestä" josta potilas valittaa. Sairaalan ylilääkärit lukevat kertomukset ja jos huomaavat siellä jonkin ongelmakohdan, muokkaavat lauseet uudelleen. Potilaalla ei näin ollen ole mitään sanottavaa sillä lääkäri on aina oikeassa. Voisinko ilmaista asian näin;

Potilas on synnyttämässä ja kätilö sanoo istukan olevan aivan repaleinen eli ei voida millään tietää onko kaikki istukan osat tulleet ulos vai onko kohtuun jäänyt istukan paloja? Potilas vuotaa verta usean viikon ajan. Terveydenhoitajat sanovat joidenkin vuotavan kauan synnytyksen jälkeen joten potilas odottaa kunnes kuuden viikon kuluttua synnytyksestä potilas alkaa vuotaa aivan "holottamalla". Potilas lähetetään sairaalaan jossa tehdään ultraäänitutkimus ja huomataan, että kohtuun on jäänyt istukkaa ja ei kun nopeasti kaavintaan. Tässä vaiheessa potilas tekee valituksen. Päätös on kielteinen sillä sairaalan papereissa (sairaalan jossa potilas oli synnyttänyt) lukee, että istukka on ollut täydellinen joka taas tarkoittaa, että istukka on siististi tullut kokonaisena ulos. Mitä potilas voi tässä kohdin tehdä? Ei mitään muuta kuin tyytyä tuomioon. Sairaalan asiakirjat ovat niin ja amen! Olenkin pyytänyt itselleni aina välittömästi kaikki asiakirjat jotta pystyn seuraamaan tarvittaessa korjauksia. Aina niitä korjauksia ei tehdä kuten minun tapauksessani. Nämä korjaukset ovat niitä joissa potilas katsoo omissa tiedoissaan olevan virheitä tai puutteita joita sairaala ei lähde edes potilaan oikaisuvaatimuksesta korjaamaan.

Potilasasiamies: Hän on potilaan "turvaksi" nimetty henkilö. Potilasasiamiehiä toimii joka sairaalassa. Heidät on koulutettu antamaan neuvoa potilaille ja turvaamaan potilaan oikeuksia. Niin minäkin sitten päätin ottaa yhteyttä tuohon potilasasiamieheen ja tunnustella korvilla mitä mieltä hän olisi matkastani leikkaukseen toiseen sairaanhoitopiiriin jossa minun oli muutettava toiselle paikkakunnalle jotta leikkaus voitiin suorittaa. Potilasasiamies oli melko järkyttynyt minulle tapahtuneista asioista. Häneltä sain paljon neuvoja. Hän neuvoi minua ottamaan yhteyksiä eri tahoihin jopa oikeusasiamieheen. Potilasasiamiehen mielestä oli ennenkuulumatonta, että potilaan on muutettava pois omasta kodistaan saadakseen hoitoa itselleen. Näin alkoi selvitysten laatiminen oikeusasiamiehelle, potilasvakuutuskeskukseen sekä myös käynti oikeusaputoimistossa. Sairaalan asiakirjoissa oli myös paljon virheitä joita pyysin korjaamaan asiamieheltä saatujen ohjeiden mukaisesti. Yllätystä tuskin tuo, että sairaala perusteli asiakirjojen olevan juuri niin oikein

kuin vain voi olla eikä näin ollen ole syytä korjata vaatimiani kohtia. Asiaan ei tuonut muutosta vaikka lääkitykset joita käytin, oli merkitty väärin. Eikä se, että tärkein lääke jota käytin eli morfiini, oli jäänyt listasta pois kuten aikaisemmin kirjoitin. Minun olisi pitänyt tämän jälkeen tehdä valitus tietosuojavaltuutetulle jonka jätin kuitenkin tekemättä. En laskenut tunteja joita minulta kului kaikkien selvitysten laatimiseen. Oikeusaputoimistosta ei tullut apua. Asianajaja katsoi, ettei sairaalaa vastaan voida nostaa syytettä hoitamatta jättämisestä sillä minulle ei ollut koitunut pysyvää haittaa tai vammaa hoitamatta jättämisen seurauksena. Asianajaja sanoi myös olevan erittäin vaikea taistella lääkäreitä tai sairaaloita vastaan sillä lääkärit "liittoutuvat" keskenään ja puolustavat omia oikeuksiaan siinä määrin, että potilas ei voi voittaa. Palaa rahaa ja aikaa ja tyhjän saa pyytämättäkin. Näin siis turvauduin oikeusasiamieheen ja jäin odottamaan heidän päätöstään. Potilasasiamies otti tapaukseni esille jossakin eettisen toimikunnan kokouksessa. Sen verran järkyttävänä esimerkkinä piti tapaustani. En saanut sulkaa hattuuni enkä sitä kaivannutkaan. Olin kiitollinen leikkauksesta joka tehtiin kaukana omasta sairaanhoitopiiristäni. Asia saisi olla ja päätöksien odottamiseen menisi arviolta vuosi.
Kuten aikaisemmin mainitsin päätökset eläke ja kelan valituksista olivat hylätyt. Kaikki hylättiin. Kela kun katsoi, etten ollut kyennyt olemaan vuotta terveenä ja työeläkelaitos taas päinvastaisesti etten ole ollut vuotta työkyvyttömänä. Useasti asiaa soiteltuani ja ihmeteltyäni tulin päätökseen, että kuulun niihin harvoihin joille tällä tavalla voidaan tehdä ja se on vielä ihan oikeutettua. Olin siis rahaton. Käskivät toimeentuloluukulle. Samoihin aikoihin mieheni jäi työttömäksi joten minun oli pakosta

etsittävä työtä. Työtä mistä tahansa. Niinpä laitoin avoimen hakemuksen juuri tuonne minut hoitamatta jättäneeseen sairaalaan. Hakemuksessa ilmoitin selvästi mihin työhön uskon pystyväni ja mitkä osastot/ yksiköt rajoittavat työntekoani. Vetosin puhtaasti leikkauksiini sekä yleiseen sairauteeni. Ei aikaakaan kun vastasyntyneiden teho-osastolta otettiin yhteyttä ja tarjottiin työtä. Työ alkaisi heti tammikuun alussa eli minulle ei tulisi lainkaan työttömiä päiviä. Mietin tietysti hetken osastoa jossa työtä tehdään kolmessa vuorossa. Mietin taakkoja joita joutuisin nostamaan. Painot eivät olisi suuria kun kyse oli melko pienipainoisista vauvoista.

Rakkauteni vauvoihin teki tarjouksesta houkuttelevan. Menin haastatteluun. Voiko sitä haastatteluksi sanoa sillä minut käytännössä otettiin töihin ennen kuin ehdin sanoa edes "kyllä kiitos". Olinko iloinen saadessani työpaikan? Ajatukseni olivat ristiriitaisia. Olin kuullut osastosta paljon "huhuja". Toiset olivat hyviä ja toiset taas eivät niin miellyttäviä. Tieto-taitoni vastasyntyneiden hoitamisesta ei ollut parasta antiani, mutta ajattelin siihen kuitenkin oppivani. Olinhan ollut elämäni aikana monessa mukana ja tätä kautta myös useat eri yksiköt olivat tulleet tutuiksi. Uskoin sopeutuvani joukkoon. Mietin myös pystyväni hyödyntämään psykiatrista osaamistani osastolla. Onhan se vanhemmille rankkaa kun vauva viedään pois läheltä ja joidenkin vauvojen tilanne on hyvinkin kriittinen. Näissä tilanteissa ajattelin voivani tukea vanhempia, mikäli minulle siihen annettaisiin mahdollisuus.

Joulun sain viettää sittenkin helpottuneissa merkeissä. Olimme perheen kanssa yhdessä. Ketään isovanhemmista ei tullut ja nautimme joulusta enemmän kuin aikoihin. Sai syödä silloin kuin huvitti ja järjestää aaton ohjelman kuten halusi. Ei tarvinnut ajatella mitä muut haluavat. Kieltämättä edellisten joulujen painajaiset varjostivat hauskan pitoa. Olin kireä ja toivoin aaton olevan nopeasti ohitse. Lapset tekevät joulun ja silloin taas ymmärsin miten suuri rikkaus kaksi lastani ovat. Heidän ilonsa, jännityksensä ja vilpitön odotus joulupukista hälvensivät suruani muistoista jotka koskivat entisiä aattoja. Tämä oli meidän joulu ja ainoastaan meidän. Lahjojen jakamisen jälkeen kaikki helpottui. Sain joulumielen vasta illalla katsoessani lasteni riemua. Kunpa joulut säilyisivät tällaisina. Lapset pysyisivät pieninä ja toisivat sen oikean joulun. Haaveilin salaa tulevaisuudesta jossa olisin isoäiti ja jouluna olisi paljon lapsen lapsia viettämässä aattoa. Sen aika ei ollut vielä, mutta haaveissa nämä ajat jo joskus toteutuivat mielessäni. Joulu oli erilainen kuin vuosiin. En ollut kipeä. Kykenin tekemään kaikkea. Kireyttä ei ollut vartalolla, joskin päästä kiristi. Pään kireys ei johtunut sairaudesta vaan ehkä katkeruudesta edellisen joulun riitelyistä joita omat vanhempani harjoittivat minun kodissani. Mieleen tulvahtavat muistot tulivat ja menivät. Yritin antaa anteeksi ja niin varmaan teinkin. Tosin vaikea on antaa anteeksi jos kukaan ei anteeksi pyydä. Unohtaa yritin ja yritän tulevaisuudessakin. Vuosi on pitkä aika eikä koskaan tiedä mitä huominen tuo tullessaan. Nautin siis hetkestä. Nautin juuri tästä hetkestä jossa meidän oma rakas perhe oli koossa ilman riitelyitä. Perhe joka oli täynnä vilpitöntä rakkautta. Tämän kun saisin pitää niin, ettei sitä kukaan tai mikään koskaan riistäisi pois. En ollut huomannutkaan miten paljon olin kaivannut lapsiani ja miten paljon heitä rakastin. Mikään rakkaus maailmassa ei ole samanlaista kuin rakkaus omia lapsiaan kohtaan. Sen ymmärsin tänä jouluna. Ymmärsinkö sen liian myöhään? En usko. Uskon siihen ettei koskaan ole liian myöhäistä. Joulu oli sittenkin kaikesta huolimatta ehkä yksi parhaimpia joulujani.

Vuosi vaihtui ja raketit ammuttiin. Lapsille tuo rakettien ampuminen on suurta juhlaa. Minulla ajatus oli jo seuraavassa päivässä. Se olisi ensimmäinen työpäiväni pitkiin aikoihin. Jännitin osaston toimintaa sekä sitä miten jälleen kerran sopeutuisin joukkoon. Uusi vuosi kuitenkin vietettiin. Naapurin poika oli kanssamme syömässä ja ampumassa omia rakettejaan. Mieheni oli sytyttänyt nuotion pellon laitaan ja ilmassa oli jotakin taianomaista ja herkkää. Uusi vuosi ja uudet tuulet. Minulla oli edelleenkin niin hyvä mieli.

Olin varma, että vuodesta tulee parempi kuin koskaan. Uskoin terveyteen, yhdessä vietettyihin aikoihin ja hyvän ansiotuloni perusteella matkusteluun ja vaikka mihin. Tuntui kuin kaikki ovet olisivat auki. Kristallipalloa minulla ei edelleenkään ollut ja hyvä niin. Mikäli olisin nähnyt tulevaisuuteen, en olisi kyennyt nauttimaan vuoden vaihtumisesta, lapsien ilosta, taianomaisesta tunnelmasta enkä yhdessä vietetyistä hetkistä.

Tulevaisuudessa ei ollut näkyvissä mitään hyvää. Päinvastoin jotain järkyttävää. Jälleen kerran niin epäoikeudenmukaista. Odotettavissa oli synkkiä aikoja ja hetkiä jotka olisin halunnut pyyhkiä pois. Ajatukseni vain oli; "eikö mikään koskaan milloinkaan riitä"?

LUKU 7, ELÄMÄ TOISTAA ITSEÄÄN

Aloitin työt hyvillä mielin. Vastaanotto työpaikalla oli miellyttävä. Kaikesta huolimatta tietoa sateli niin paljon, etten kyennyt puoliakaan omaksumaan. Osaston toiminta oli jotakin ihan erilaista johon olin aikaisemmissa työkokemuksissani törmännyt. Tuntui kuin olisin "Liisa ihmemaassa". Oven, jossa luki vastasyntyneiden teho-osasto ja sen oven sisäpuolella oli maailma, jollaista ei voisi kuvitella olevankaan. Se maailma oli täynnä ihmeitä. Kuten usein osastoilla on erilaisia ihmisiä, niin oli täälläkin. Minulla ei kuitenkaan ole koskaan ollut tarkoitus mennä työpaikalle miellyttämään henkilökuntaa. Arvostan toki suuresti niitä ammattitaitoisia työntekijöitä jotka ovat pitkän uran tehneet näinkin vaativassa ympäristössä. Ammattitaidon arvostaminen on kuitenkin eri asia kuin halu miellyttää. Olen varmasti persoona kuten jokainen meistä. Yleisesti myös persoona on sellainen josta pidetään tai ei voida yksinkertaisesti sietää. Näin oli ja on minunkin kohdallani. Omaa persoonallisuuttaan tuskin pystyy muuttamaan enkä usko, että minä sellaista edes haluaisin tehdä vain miellyttääkseni kaikkia. Meistä ihmisistä tekee rikkaan se, että olemme kaikki erilaisia. Olin siis työpaikalla silmätikkuna tai sitten yritteliäs, työhön tarttuva työntekijä. Mielipiteet vaihtuivat kysyttäessä eri ihmisiltä ja näin sen pitikin olla. Mennessäni töihin, menen tekemään töitä enkä hakemaan itselleni ystäviä. Minulle tärkeää on kyetä hoitamaan apua tarvitsevia siten, että kiitos hoidostani tulee potilailta tai heidän omaisiltaan. Silloin tiedän onnistuneeni. Helpottaahan se jos ei työpaikalla joudu riitelemään työkavereiden kanssa. Minä en joutunut. Tunsin olevani ulkopuolinen. Olin varautunut tähän eikä se haitannut minua. Olenhan aina ollut jollakin tavalla yksinäinen susi. Alku oli hankalaa ennen kuin opin talon tavoille. Päivärytmin oppiminen oli vaikeaa ja vaikeaksi sen teki, ettei minulle nimetyt ohjaajat olleet samassa vuorossa kanssani. Perehdyttäminen jäi siis käytännössä opittuihin asioihin.

Ennen joulua olin käynyt virtsatulehdusoireiden vuoksi antamassa näytteen. Sain lääkekuurin ja kaiken piti olla hyvin. Soitin viljelyvastauksista joulun tienoilla ja sairaanhoitaja oli ymmällään kun viljelytulos olikin negatiivinen eli minulla ei ollutkaan tulehdusta. Oireet olivat edelleen vaikka lääkekuurin olin syönyt. Hän kehotti menemään tarkempiin tutkimuksiin. En tiedä kuinka yleisesti naiset tutkivat peilin kanssa genitaalialueitaan, mutta minun harrastuksiini se ei ollut kuulunut. Vastauksen jälkeen jouduin peilin kaivamaan esiin ja tutkailemaan alakertaani jos siellä nyt jotakin poikkeavaa näkyisi. Minulla oli ollut pikatutkimuksessa eli sticksissä verta virtsassa ja tästä johtuen ajattelin katsoa mahdollisia haavaumia genitaalialueella josta veri mahdollisesti olisi tullut.

Operaatiosta tulikin isompi, kun huomasin poikkeavan muutoksen ulkosynnyttimissä. Käskin miestäni tuomaan taskulampun jotta näkisin paremmin mikä ylimääräinen osa siellä olisi. Näky pelästytti. Harmaa, hieman kumimainen ja melko iso muutos oli selkeästi nähtävissä. Tiesin jo silloin ettei kyseessä ole mikään hyvänlaatuinen muutos. Varasin välittömästi ajan gynekologilleni jolle sain ajan juuri ennen vuoden vaihtumista. Hän tutki asiaa ja eikä ollut huolissaan. Tämä gynekologi on luonteeltaan ylioptimistinen ja hänellä on oiva taito rauhoitella potilaita. Minulla on se ongelma, että tieto lisää tuskaa. Tosin pitää myöntää etten ollut koskaan kuullut syövästä joka olisi ulkosynnyttimissä, toisin sanoen häpyhuulessa. Kaikki puhuvat aina kohdunkaulan syövästä, mutta muusta en ollut kuullut. Minulla oli kohtu ja kohdunkaula poistettu jo aikoja sitten joten en ollut osannut olla huolissani. Koepalat alueesta otettiin. Voisin sanoa sen olevan epämiellyttävä toimenpide. Gynekologi laittoi hieman "emla-puudutetta" alueelle ja kohta jo leikkasi paloja pois alapäästäni. Mietin, että suihku tulisi olemaan paras ystäväni seuraavan viikon ajan. Teki se kipeää ja laitoin kaksi ensimmäistä päivää emlapuudutetta alueelle tunnin välein. Se helpotti kipua hieman. Virtsaaminen oli toinen asia. Suihku oli siinä toimenpiteessä paras ystäväni. Odotin vastauksia ja tiesin joutuvani odottamaan jonkin aikaa. Uusi vuosi sekoitti ja ruuhkautti näytteiden tutkimista.

Tein töitä ja opin joka päivä uutta. Kolmivuorotyö oli pitkästä aikaa kiehtovaa ja tuntui kuin kroppakin olisi siitä tykännyt. Aamuvuorot olivat kiireisimpiä. Pienen vauvan käsittely vaati omia taitoja. Kaiken kuitenkin opin joskin ajan kanssa. Hoitotoimet olivat aluksi helppoja. Perushoitoa ja syöttämistä. Toki on niin, että pienellä ihmisellä on erilainen fysiologia ja jopa anatomia kuin aikuisella. Nenä-mahaletkun laittaminen pienelle, kilon painoiselle vauvalle ei ole sama kuin aikuiselle. Harjoittelun jälkeen tämänkin opin. Henkilöstöpolitiikka oli osastolla omaa luokkaansa enkä sitä tähän erikseen kirjoita. Menin tekemään töitä enkä hankkimaan ystäviä kuten jo aikaisemmin kerroin.

Aamu jolloin soitto koepalavastauksista tuli; " Pakko nyt kuitenkin sanoa ettei se ollutkaan ihan vaaraton muutos.

Ei siis mitään syytä huoleen eli ei se vielä ole lähellekään syöpää. Se on esiaste ja se täytyy kyllä kiireesti poistaa. Pitää tehdä myös mikroskooppitutkimus eli kolposkopia jolla nähdään, ettei sitä ole missään muualla. Laitanko lähetteen mihin"? Voi luoja! Maailma pysähtyi. Yritin kysellä kaikenlaista, mutta ajatus oli vain "mä kuolen". Toimenpiteen karmeus ja kivuliaisuus sai pelkäämään. Pelko oli suurinta tunnetta jota tunsin. Helpotusta ei tuonut se, että tällaisen muutoksen aiheuttaa yleensä HPV. HPV on papilloomavirus ja yleinen syövän aiheuttaja. Soitin töihin ja ilmoitin heti, että sairasloma on tulossa. Osastonhoitaja otti osaa. Tuntui kuin kaikille olisi selvää, että syöpää se on. Mietin miksei mikään riitä? Yläpää oli saatu kuntoon ja heti menee alapää. Soitin tutulle gynekologille jonka tiesin leikkaavan sairaalassa johon olin menossa. Hän sanoi siellä olevan kyllä ammattitaitoista porukkaa vaikka ei itse juuri sinä päivänä olisikaan töissä. Kivunlievityksestä kyllä huolehdittaisiin. Ei kannattanut pelätä ja huolehtia sellaisista asioista. Minulle ajatus siitä, että pimpastani leikataan paloja pois, tuntui kamalalta. Mielessäni olin jo päättänyt toivoa katetria jonka ottaisin viikoksi kotiin. Ajatuskin virtsaamisesta sen operaation jälkeen, nosti kylmiä väreitä. Itkinkö? Kyllä. Olin tavallaan shokissa. Luonteeltani olen kuitenkin sellainen, että hetken ryven pohjamudissa ja sieltä taas nousen. Näin siis jätin tämänkin asian taakseni ja jäin odottamaan kutsua sairaalaan sekä sen antamaa tuomiota leikkauksen jälkeen. Tavallaan on omituista miten ihminen alkaa miettiä elämänsä arvoja uudelleen kuullessaan tällaisen uutisen. Uutisessa oli siis päällimmäisenä ajatus kuolemasta. Olin joskus haaveillut heräväni joka ikinen aamu kiitollisena siitä, että olen hengissä. Toisaalta pahimmissa kivuissa

tämä oli unohtunut ja olin jopa toivonut kuolemaani joka poistaisi kivut. Mietin erään kuuluisan artistin sanoja; "varo mitä toivot, sä voit saada sen". Olinko niin epätoivoissani huutanut jonnekin kaukaisuuteen sen toiveen kuolemasta, että nyt sitten se oli kuultu ja toive toteutuisi? Olin pitkään herännyt aamuisin iloisena, että saan elää. Jokin tästä kaularangan kivussa oli ollut sellaista, että tuo ilo oli päässyt unohtumaan. Olin unohtanut paljon muutakin. Olin unohtanut nauttia elämän pienistä asioista ja iloista. Haaveet kasvoivat kaularankaleikkauksen jälkeen. Haaveisiin tuli ulkomaan matkoja, rahaa, kunniaa ja uralla etenemistä. Tärkein oli jäänyt matkani varrelle. Ilo elämästä. En edes muista minkä polun varteen sen jätin tai minkä tien risteykseen? Päätepysäkille se ei ollut voinut jäädä sillä siellä en ollut vielä käynyt. Olin haaveillut laihtumisesta. Olin haaveillut kosmetologilla käymisestä ja kasvojen kohotuksesta jota rahalla saa. Kaikkea materialismiin liittyvää olin haaveillut. Nyt kun tieto kasvaimesta tuli. Maailma pysähtyi ja laittoi minut kelaamaan jälleen elämääni taaksepäin. Olin unohtanut rakkauteni. Olinko edes muistanut sanoa kuinka paljon hänestä välitän? Olinko jättänyt hänet taas vaille huomiota? Olinko perustellut kaikkea kiireellä? Ei ole aikaa kun on niin paljon tekemistä. Kiire on itse tehtyä. Tajusin sen nyt. Koskaan ei ole liian kiire sanoa toiselle, että rakastaa. Koskaan ei ole liian kiire antaa lapsille suukkoa poskelle ja rutistaa heitä. Koskaan ei ole liian kiire katsoa yhdessä elokuvaa ja syödä popcornia. Koskaan ei ole liian kiire nauttia asioista joista haluaa nauttia. Valintoja se vaatii.
Pitää tehdä valintoja perustelemansa kiireen ja läheisten sekä itselle oikeasti tärkeiden asioiden välillä. Mitä halu-

aa elämältään? Jotenkin minulta oli päässyt unohtumaan se, ettei me eletä täällä loputtomiin. Aina ajattelee siirtävänsä asioita sillä ne ehtii tehdä myöhemminkin. Mitä jos minulla onkin syöpä ja en enää elä kauan? Mitä jos joudun liikenneonnettomuuteen ja minulta viedään elämä? Mitä jos en ole ehtinytkään sanoa kaikkea sitä mitä haluaisin? Mitä jos aika loppuukin kesken? Miksen voisi sanoa siis jo tänään, että rakastan, välitän, arvostan ja kaipaan? Näitä asioita pohdin. Mietin myös Mitä merkitystä on kauneudella, koulutuksella, menestymisellä? Mitä tarkoitusta haetaan pyrkimyksellä saavuttaa elämässä paljon hyväksyntää? Mitä merkitystä elämällä on jos sitä ei saa pitää? Miksi turhaan hankkia koulutusta, titteleitä? Miksi pitää pyrkiä kauneuteen ja ihannoida hoikkuutta? Onko siinä kohdin väliä oletko kaunis vai ruma? Oletko laiha vai pullea? Onko siinä kohdin merkitystä jos elämä riistetään liian aikaisin, sinulta itseltäsi kysymättä? Pohdinko koskaan elämän suurempia kysymyksiä? Varmasti ollessani tuskasta huutavana tai sitten en enää ehtinyt pohtia niitä kysymyksiä. Mietin, olinko toivonut omaa kuolemaani niin usein, että nyt tuli ensi kertaa tilanne jossa jouduin laittamaan vaakaan elämäni tärkeimmät asiat? Mietin, oliko joku kuullut pyyntöni ja sen vuoksi jouduin kohtaamaan mahdolliset kuolemaan liittyvät ajatukseni todellisuudessa. Enhän minä tosissani ollut toivonut kuolevani. Nyt kaduin sanojani ja huutojani joita olin joskus kipujen keskellä huutanut kohti taivasta. Nyt mietin miten paljon minulla oli koettavaa, nähtävää ja ennen kaikkea omat lapseni. Miten olin koskaan voinut edes ajatella sellaista vaihtoehtoa, että jättäisin lapseni? Olinko ollut täysin vailla järkeä? Miksi juuri nyt kun kuvittelin aloittavani uuden elämän? Miksi sain vain hetken nauttia terveydestä ilman, että piti pohtia elämän ja kuoleman välisiä vaihtoehtoja? Olinko joskus tehnyt jotain niin pahaa, että minua tuli rangaista kovalla kädellä? Mihin olivat joutuneet ne palkkiot hyvistä teoistani? Pystyykö kukaan koskaan kertomaan mikä tarkoitus kaikella on? Pelko. Pelkoa kuvaillaan usein kohdistettuna johonkin eläimeen tai tilaan. Minulla pelko oli tutkimusteni tuloksista. Kuinka kauan joutuisin odottamaan ennekuin saisin kaikkeen vastauksen? Pelko joka on mielessä aamulla, päivällä, illalla sekä yöllä unissa. Pelko on läsnä kaikessa ja kaikkialla. Kuitenkin pitää yrittää toimia normaalisti, välittämättä pelon tunteesta. Miten tässä voi onnistua? Miten voi pitää ajatukset koossa ja kyetä tekemään päivittäisiä askareita kun mieli on kuitenkin poissa? Mieli seikkailee kuoleman ja elämän välisessä maastossa. Miettii, mitä vielä pitäisi sanoa tai tehdä? Ajatukset ovat hyvinkin pessimistisiä ja synkkiä, vaikka varmuutta ei ole mistään niin silti se pahin vaihtoehto on aina mielessä. Mahdollista on, että kaikki menee hyvin. Saan pitää elämäni ja nauttia hetkistä. Pienistä hetkistä.

Muuttuisiko suhtautumiseni elämää kohtaan jos tämä olisikin vain jokin varoitus? Osaisinko oikeasti kiittää jokaisesta päivästä? Pystyisinkö ajattelemaan, että olen kaunis juuri tällaisena? Haluaisinko enää sen jälkeen kouluttautua lisää ja hankkia meriittiä? Kelpaisinko mielestäni juuri tällaisena? Jos saisin päiviä lisää.

Jatkoin töissä kuin mitään ei olisi tapahtunut. Kuitenkin kaiken aikaa mielessä oli tuleva leikkaus. Kuuntelin muiden työntekijöiden urputuksia mitä pienimmistä asioista. Heille ne olivat suuria, mutta minun maailmassani niin turhia ja vähäpätöisiä. Olin melko huomaamaton ja en osallistunut heidän keskinäisiin "väittelyihinsä". Minulla on isot korvat jotka kuulevat paljon. Kolmen viikon kuluttua voisin väittää, että olisin kyennyt tekemään suurimmasta osasta työntekijöistä luonneprofiilin. Tekemään profiilin vaikka en ollut edes kaikkien kanssa keskustellut. Psykiatrisessa koulutuksessa oli juuri hienointa antia opetus observointiin ja toisten ihmisten kehonkielen huomiointiin. Äänenpainoilla on merkitystä myös paljon kun tehdään luonneprofiilia. Minusta tämä oli hauskaa. Lisätyötä joskin nautinnollista hupia rankkojen asioiden keskellä. Hauskuus loppui kuitenkin pian kun minulle ilmoitettiin, että joudun lääkekokeeseen. Lääkelaskuja ja teoriaa. Minulle lykättiin 80-sivuinen monistepino käteen ja käskettiin kopioida ja lukea. Aikaa olisi 4 päivää. Yhtään virhettä ei tietenkään laskuissa saa tulla ja teoriakysymyksessä saa anteeksi sitten enemmän. Minulla ei oikeasti ollut tenttivaihe päällä. Ajatukset harhailivat ihan muualla kuin lääkelaskuissa. En edes uskonut pääseväni läpi koko tentistä. Pahin mahdollinen aika jollekin typerälle IV-lupatentille. Tämä tarkoitti, etten saanut antaa suonensisäisiä lääkkeitä lapsille ennen kuin olin hyväksyttävästi suorittanut tuon ko. tentin. Niinpä menin melko Lyhyin lukusessioin tenttiin. Tein laskut nopeasti ja teoriakysymyksestä ei ollut kyllä mitään käsitystä. Hetken jouduin muistoissani palaamaan vuosiin 2004, 2005 ja 2007. Siellä vuosiluvuissa seikkailtuani, mieleeni palautui paljon asioita jotka liittyivät kysymykseen. Sain kirjoitettua paljon ja uskoin, että kyllä joku niistä asioista oikein menee. Huonosti nukutun yön ja ripuloidun aamun jälkeen, palautin koepaperin valvojalle 45 minuutin ajassa. Tästä suoraan töihin ja odottamaan vastauksia. Minulla alkoivat vapaapäivät enkä saisi tulosta ennen seuraavaa viikkoa. Yllätyin kun töihin mennessäni minulle osoitettu

kirjekuori oli avattu ja joku oli lukenut vastaukset joita olin koekysymyksiin vastannut. Yllätyin myös kun useat onnittelivat läpipääsemisestä. Katsoin itsekin paperia ja kyllä se oli puoli pistettä vajaa täydet. Teoria kysymyksestä oli rokotettu tuo 0,5 pistettä. Olin siis saanut tuon lääkeluvan ja jouduin sitä heti kokeilemaan. Lääkkeitä laimennettiin ja vedettiin ruiskuihin. Aseptiikka noudatti omanlaistaan kuria. Kaikki oli yhtä sählinkiä. joku huutaa ohjeita vasemmalla ja joku oikealla ja sitten tulee vielä selän takaa omaa ohjetta. En voi sanoa nauttineeni lääkkeiden jakamisesta. Olin myös hyvin väsynyt.
Jännitys oli purkautunut ja se aiheutti hieman poissaolevan tunteen. Työ oli tähän asti ollut pelkkää ohjeistamista; "tee niin tai näin". "muista hanskat" muista ottaa hanskat pois", "älä koske niillä käsillä laatikkoon", "muista viikata takki oikein", "täytä laatikoihin tavaraa", "seuraavat hoidot alkaa NYT". Kuluttavaa jossa tunsin olevani robotti. Vauvat olivat ihania. Ei voi sanoa ettenkö olisi nauttinut jokaisen vauvan hoitamisesta. Jokainen vauva oli omanlainen persoonallinen itsensä vaikka kysymys olikin hyvin pienistä ihmisen aluista. Työ oli vaativaa, nopeatempoista. Istumiseen ei jäänyt paljon aikaa. Vauvojen pesut asettivat omat haasteensa minun huonoille käsilleni. Uskoin kuitenkin jaksavani. Kuuden peräkkäisen työpäivän jälkeen olin loppuun ajettu. Palautuminen ei meinannut toimia edes parilla vapaapäivällä. Työpaikalle ei ollut silti ikävä mennä. Olin tuntenut joitakin viiltäviä kipuja kaularangan alueella, mutta uskoin sen johtuvan vain huonosta päänasennosta ja työskentelyasennoista. Annoin asian olla kunnes kipua alkoi olla enemmän ja enemmän. Pian jouduin jo turvautumaan kipulääkkeisiin työpäivän jälkeen. Jossakin vaiheessa

jouduin todella pohtimaan valintojani elämässä. Halusinko rikkoa itseni? Miten kävisi lasteni jotka ovat huolissaan edelleen, että kestääkö äidin selkä? Miten kävisi parisuhteeni? Halusinko uudestaan samanlaista lääkärin metsästystä joka oli ennen edellistä leikkausta? Pohdimme kotona asiaa ja tulimme tulokseen, että yritän jos työnantaja suostuisi 75%:een työaikaan. Saisin näin helpotusta ja enemmän vapaata palautua. Yllätyin hieman kielteisestä päätöksestä. Perehdyttämiseni olisi kärsinyt jos tekisin lyhennettyä työaikaa. En ymmärtänyt miten se ei kärsi jos en ole lainkaan töissä. Lupasin jäädä asiaa pohtimaan. Minun ei tarvinnut pohtia kauan sillä eräänä torstai-aamuna herätessäni, minulla oli valtava hermokipu vasemman käden peukalossa ja etusormessa. Kipu oli jotain raastavaa ja asennosta riippumatonta. Menin silti töihin. Irtisanouduin tai paremminkin purin määräaikaisen työsuhteeni sillä minulla oli koeaikaa jäljellä. Seuraava päivä olisi viimeiseni ja sen jälkeen olisin työtön. Kelan ohjeiden mukaan en saanut sairastaa seuraavan 300 päivän aikana joten he ehdottivat minua työttömäksi. Kelasta saan seuraavaksi päivärahaa kun olen ollut tuon kriittisen 300 päivää ilman sairaslomalappua. Viimeisenä työpäivänä en kyennyt enää ajamaan autoa kivun vuoksi. Se käy nopeasti kun se alkaa. Työpäivä oli haikea. Olisin halunnut jäädä. Ikävä minulla ei tullut kuin vauvoja ja heidän vanhempiaan. Työpaikka oli paikkana samanlainen kuin muutkin. Tietysti omalla persoonallisella tyylillään. Jokaisessa paikassa on oma tyylinsä ja niin oli tässäkin. Ihailin lääkäreiden ja hoitajien ammattitaitoa. Uskoin jokaisen vauvan olevan hyvissä käsissä. Ihailin välineistöä ja laitteistoa joilla vauvoja hoidettiin. Olin itsekin lahjoittanut usein pieniä summia vastasyntyneiden teho-osaston laitteiden hankintaan. Oli hienoa nähdä, että rahat olivat oikeasti menneet tarpeeseen. Kokemuksena tämä aika oli upeaa ja kuitenkin haikeaa sillä ammatillisesti olin tullut tieni päähän. Aloitin urani vuonna 1989 vanhusten osastolta joka oli se viimeinen paikka ennen kuolemaa. Kohtasin ensimmäisessä työpaikassani myös kuolemaa ja näin kuinka elämä loppuu. Siihen väliin mahtui kaikkea siltä väliltä ja nyt sain lopettaa lähes 20-vuotisen urani, uuden elämän syntymiseen. Miten hieno loppu uralleni?

-LÄÄKÄRISSÄ-

Ei aikaakaan kun huomasin istuvani jälleen kerran yksityisen lääkärikeskuksen odotushuoneessa. Olin menossa neurologille tutkituttamaan minulle syntyneitä vaurioita. Neurologi oli tuo tuttu jonka palveluihin luotin usean vuoden kokemuksella. Hän otti minut vastaan ja kertoi minun näyttävän pirteältä. Totuus kuitenkin oli jotain muuta. Keskusteltuamme hetken ja minun kertoessani oireistani, tilanne muuttui. Jälleen tuli aika pohtia sairauttani sekä sen aiheuttamia rajoituksia. Lähinnä rajoitukset koskivat työtä ja siinä toimimista. Oli selvää etten kykenisi työntekoon. Minua vaivasi se, että olin kouluttautunut paljon ja ollut monessa työssä ja sen myötä saanut paljon kokemusta. En olisi halunnut heittää kaikkea hukkaan. Toinen ongelma oli etteivät virastot nähneet minussa ainesta eläkeläiseksi. Minua ei voitu myöskään luokitella sairaaksi. Yhtälö oli todellakin hankala ja monimutkainen. Neurologi sai minut kyllä ymmärtämään, että rikkoisin itseni nopeasti mikäli jatkaisin työntekoa. Luopuminen on silti aina vaikeaa. Toki olin huo-

mannut itsekin miten nopeasti oireet alkoivat työssä aloittamisen jälkeen. Tämä ei suinkaan ollut ensimmäinen kerta. Olin kokenut saman hyvin erilaisessa työympäristössä kuin tämä nykyinen. Istumatyö ei käynyt eikä nyt esille tullut liikkuva työ. Olin kokenut saman myöskin leikkaussalissa. Heräämössä ei tarvinnut kuin seistä ja oireet alkoivat kahden viikon kuluttua työn aloittamisesta. Leikkisästi vitsailin olevani allerginen
työn tekemiselle. Tämä ei kuitenkaan ollut vitsin aihe. Rajoitukset joita minulle asetettaisiin olivat suuret. Ei istumista. Ei kävelemistä. Ei seisomista. Ei pään eteen taivutuksia. Ei pään kiertoja. Käytännössä en keksinyt mitään työtä jota olisin voinut tehdä. Oman ongelmansa aiheutti käden oireilu. Mikäli kaularangassa on vikaa, se ei rajoitu vain kaularangan alueelle vaan mukaan tulee yleensä käden oireilua. Niinpä minullakin tuo käden oire ja siihen liittyvä hermokipu aiheutti lisärajoituksia. Suunnitelma oli jälleen kerran laadittava. Miten tästä edetään? Magneettikuvaus tarvitaan tietenkin. Halusin sen tällä kertaa Aluesairaalaan. En kuvitellut pystyväni kohtaamaan sitä samaa neurokirurgista työryhmää joka oli minut jättänyt kirjaimellisesti heitteille. Niinpä valitsin toisen yksikön jossa lääkärit eivät vielä minua tunteneet.

Toivoin myöskin hermojuuren puudutusta mikäli kaularangastani otettavista magneettikuvissa jotain vikaa löydetään. Hermojuuren puudutus tuntuu olevan toimenpide jota ei täällä varsinais-suomen alueella välttämättä tehdä. Tämä puudutus jäi siis vielä avoimeksi. Ensin tutkitaan ja löydösten perusteella tehdään jatkohoitosuunnitelmat. Minulla oli hyvin pessimistiset kuvitelmat jatkohoitosuunnitelmista. Eihän niitä oltu tehty edellisen episodin aikanakaan. Olin varautunut jälleen vuosia kestävään konservatiiviseen hoitolinjaan. Lääkkeitä meni jo nyt. En ollut siirtynyt vielä kaikkein kovimpiin lääkkeisiin, mutta lihaksia relaksoivia tabletteja jouduin käyttämään. Ne helpottivat sormien kipua. Kaularangan kipuun ne tehosivat huonommin. Pää oli sekaisin ja en pitänyt olotilastani. Kaikesta huolimatta olin jollakin tavalla "sinut" ongelmani kanssa. Olin niin monta kertaa kokenut tämän saman etten osannut enää itkeä ja murehtia tulevaisuutta. Tiesin jo kauan sitten, että sairauteni tulee tuhoamaan selkäni ja en voinut tietää mikä olisi aikajana. Näin olin valmistautunut vastaanottamaan mitä eteen tuli. Olihan tuo helpottavaa kun tiesin, että voin siirtää kirjani toiselle paikkakunnalle ja lähteä hakemaan sieltä apua. Voin siis muuttaa toiseen sairaanhoitopiiriin. Miksi jäädä kiusaamaan itseään tänne ja olemaan lääkäreiden pompoteltavana. Toisaalta uskoin etten koskaan tulisi apua omasta sairaanhoitopiiristäni saamaan. Tarkoitukseni oli yrittää sinnitellä konservatiivisella hoitolinjalla niin kauan kuin mahdollista. Työttömänä saisin olla. Sairastavana en. Neurologin oli siis laadittava lausunto työvoimatoimistoon. Työkykyni oli alentunut joka oli valetta. Lausuntoon ei voitu laittaa, että lääkäri piti minua työkyvyttömänä sillä siinä tapauksessa en olisi saanut rahaa mistään. Riskinä tietysti olisi, että työvoimatoimisto tarjoaisi minulle töitä joka minun tulisi vastaanottaa. Tästä taas seuraisi kaularangan tilanteen paheneminen. Vaihtoehtoja ei kuitenkaan ollut. En edes tiennyt saisinko rahaa mistään sillä olin itse purkanut työsuhteen. Työvoimatoimikunta voisi katsoa asian niinkin, että minulle tulisi kolmen kuukauden karenssi. Tämä taas tarkoittaisi etten saisi rahaa kolmeen kuukauteen lainkaan. Asiaa ei helpottanut se,

että mieheni joutuessa työttömäksi, hänen päivärahahakemuksiaan ei oltu käsitelty. Näin taloudessamme olisi kaksi työtöntä joista kumpikaan ei saisi mitään tuloja. Tällaisessa tilanteessa moni purisi ranteensa rikki. En väitä etteikö pinna ollut kireällä meidänkin perheessä. Jotenkin en osannut itse murehtia raha-asioista. Minulla oli edelleenkin tuo ajatus elämästä ja kuolemasta. En uskonut rahattomiin kuukausiin kuolevan. Sairauteen voisin kuolla. Miksi siis murehtia asioista jotka varmasti tulevat joskus järjestymään? Mitä sitten jos minulla olisikin syöpä ja kuolisin muutaman kuukauden kuluttua? Olisiko tuo aika rahojen murehtimiseen voitu käyttää paremminkin? No, näitä asioita pyöritin mielessäni. Tiesin asioiden olevan hyvin erilaisia minulla ja miehelläni.
Ymmärsin myös sen, että me kumpikin ajattelimme omia murheitamme ja kulutimme omat energiamme niihin. Minä en voinut tukea omien ajatusteni lomasta häntä ja hän ei voinut tukea minua omien ajatustensa lomasta. Olimme kaksi hiljaista ihmistä joiden molempien aivoissa vallitsi erilaiset kaaokset. Meistä kummankaan kaaokset eivät olleet toistansa vähäpätöisempiä. Vain erilaisia.
Olin saanut ajan leikkaukseen joka koski kasvainta alapäässäni. Se olisi viikon kuluttua. Mietin, että ei minulle jää aikaa muuhun kuin lääkärissä juoksemiseen. Mikäli itse en ollut lääkärissä tai menossa johonkin tutkimukseen niin lapseni olivat. Heillä kun ongelmia oli kasautunut ja molempia tutkittiin yliopistollisessa sairaalassa tietyin väliajoin. Toisinaan pohdin, että oliko meidän perhe yleisesti sairaampi kuin muiden perheet? Tavallaan opin jokaisesta keissistä jotakin. Hullua todeta oppivansa lastensa ja itsensä sairasteluista, mutta niin se vain oli. Koin usein olevani hyvinkin viisas useimpien sairauksien

tietämisessä. Perehdyin aina tarkasti kirjallisuuteen sekä tutkimuksiin ja niiden tuloksiin mikäli lapsillani epäiltiin harvinaisempia sairauksia. Mikäli kyseessä oli yleisempi epäilys sairauden laadusta, perehdyin siihenkin. Samalla tavalla tein itseni kohdalla. Voisin jopa väittää, että tiedän enemmän omasta harvinaisesta taudistani kuin keskiverto terveyskeskuslääkäri. Neurokirurgisella osastolla minun sairauteni nimeä ei osattu edes kirjoittaa oikein. Voin siis melkein vannoa, että tiedän sairaudestani jopa enemmän kuin useimmat erikoislääkärit. Voisiko siis loppupäätelmäksi sanoa, että sairaudesta oppii? Melko kivinen ja tuskainen tie oppimiseen, mutta viisautta siitä saa.

Minä jäin odottamaan kutsua magneettitutkimukseen ja sen jälkeen kohtaamista uuden neurokirurgin kanssa. Olisikohan seuraavakin keissi yhtä opettavainen kuin aikaisemmat vai olisinko keskellä taistelutannerta jossa vain lääkärit voittavat?

Jäin siis odottamaan kutsuja. Seuraava leikkaus olisi aivan pian. Mitä lähemmäksi tuo päivä tuli, sitä enemmän pelko lisääntyi. En tiedä pelkäsinkö kipua vai lopputulosta? Pelkäsinkö kuulevani, että sairastan sittenkin syöpää? Toimenpiteestä en tiennyt juurikaan mitään. Sairaalasta lähetetyt paperit olivat hyvin sekavia. En saanut niistä tietoa tarpeeksi. En tiedä saako potilas koskaan tarpeeksi tietoa silloin kun tulossa on tuntematonta ja pelottavaa. En edes tiennyt saisinko nukutuksen. Sen halusin ja toivomuksena sen sairaalaan myös esitin. Tuntui kamalalta edes ajatella, että selkääni työnnettäisiin puudutusta. Ei minun selkäni tilanteesta voinut kokonaisuudessaan tietää mitään. Kaularangasta tiedettiin ja lannerangan alaosasta, mutta kaikki muu olikin pimennossa. En kaivannut neuloja välilevyihin jotka mahdollisesti olivat vioittuneet. Seuraavan viikon elin siis pelossa. Menin sekaisin lääkkeistä joita söin kaularankakipuuni. Tämä taisi olla pelastukseni sillä välinpitämättömyyteni asioita kohtaan lisääntyi. Välinpitämättömyys lisääntyi silloin kun pää ei toiminut. En siltikään nauttinut lääkkeiden syönnistä. Olin jälleen vieras ihminen tutussa ruumiissa. Uskoin joskus kaiken muuttuvan. Aikaa se tulisi viemään ja Mahdollisuus oli ettei mikään ei muuttuisi koskaan.

LUKU 8, LEIKKAUS

Aamu koitti. Heräsin väsyneenä. Olin ottanut edellisenä iltana paljon unilääkettä. Pää tuntui sekavalta edelleenkin. Kävin suihkussa ja matka kohti sairaalaa alkoi. Hiljaisuuden vallitessa matka taittui. Pelkäsin todella. En tiedä pelkäsinkö edelleenkään kipua leikkauksen jälkeen vai tulosta levinneisyydestä. Kävin ensin poliklinikalla jossa lääkäri tutki minut. Hän teki kolposkopian eli mikroskooppitutkimuksen. Ensin alapäähäni laitettiin etikkaa joka kirveli. Sen jälkeen lääkäri odotti merkkejä joista näkisi muutosalueet. Tulos ei ollut hyvä. Valkeata aluetta nousi joka puolelle. Sekaisesta mielentilastani johtuen en muista, sanoiko lääkäri olevan vain pienen kaistaleen niin sanotusti tervettä aluetta? Tämän jälkeen piirteli tussilla merkkejä joita nyt poistettaisiin leikkauksessa. Sen jälkeen ottaisi koepaloja toiselta puolelta josta selviäisi, onko kyseinen alue poistettava myöhemmin. Aluetta ei voinut poistaa nyt samalla sillä piti olla varma asiasta. Piti siis olla varma, että kyseessä on esiaste. Muutosta voi olla ilman, että sen tarvitsee olla esiaste. Minä olin varma, että tämä on syöpää. Miksi koko alapää olisi täynnä muutosta? Ajattelin taudin olevan hyvin aggressiivista sillä levinneisyys oli hurjaa. Lääkäri lohdutti ettei kaikki aina ole pahanlaatuista. Osa paranee itsestään kahden vuoden kuluessa. Minua ei nyt lohduttelut auttaneet. Tutkimusten ja tuomion jälkeen menin laboratorion kautta päiväkirurgiselle osastolle. Hoitaja otti minut vastaan ja käski istumaan päiväsaliin. Päiväsalissa odotti monia muitakin potilaita. Ajattelin toiminnan olevan liukuhihnatoimintaa. Miestäni ei päästetty odottamaan kanssani. Hän joutui itkien lähtemään pois. Olisin omillani. Aikaa kului. Kävin kävelemässä, katsoin televisiota ja odotin. Potilaita tuotiin ja vietiin. Jossakin vaiheessa kaularankani alkoi sattua ja pyysin lääkettä. Sain myös rauhoittavaa sillä olin todella peloissani. Aika kului hitaasti. Lopulta 6 ja puoli tuntia kestäneen odotuksen jälkeen, minut kutsuttiin saliin. Sain kävellä sinne itse.

Kaikki esittelivät itsensä. Anestesialääkäri teki töitä etsiessään suonta johon laittaa kanyylin. Tämä ongelma on aina ollut. Minulla suonet ovat ohuet ja piilossa. Hän työnsi kanyylin ranteen sisäpuolelle. Ei mikään kivuttomin paikka, mutta sinne se meni. Pyysin hidasta nukuttamista. Edelleen nautin tuosta ajasta ennen kuin uni tulee. Hän oli loistava. Kaikki meni hyvin. Katetri minulle laitettiin nukutuksen aikana. Halusin sen itse. En voinut kuvitella käyväni pissalla sillä se olisi sattunut liian paljon.
Heräämössä alkoi todellisuus. kipu oli kamalaa. Voisin kuvailla sitä samanlaiseksi kuin nielurisaleikkauksen jälkeen. Kyyneleet tulivat silmiin. Alapää sattui kuin veitsellä revityllä. Sain nopeasti kipulääkettä. Ensimmäinen annos ei auttanut, mutta toisen annoksen jälkeen alkoi helpottaa. Tiesin joutuvani käyttämään morfiinia. Nukutus oli ollut nopea. Minua ei intuboitu ja kaikki oli nopeasti ohitse. Tästä johtuen olin nopeasti myös jalkeilla. Kotiin saisin lähteä tunnin kuluttua. Seurannat olisivat puolen vuoden välein. Koepalavastaukset saisin kolmen viikon kuluttua. Aina jatkuisi pelkääminen. Olisiko vastaus taas sama? Mikäli olisi niin minulta leikattaisiin paljon pois. Miksi mikään ei oikeasti riitä? Pitääkö aina miettiä menneitä, pohtia asioita joita ei haluaisi? Oliko tämä jonkinlainen menneisyyden haamu joka halusi kiu-

sata minua? Miksi minä? Miksi ei se joka oli kaiken ai-
heuttanut? Sellainen ihminen oli olemassa jonka syytä
tämä kaikki oli. En halua kuitenkaan tästä enempää kir-
joittaa. Haluan unohtaa menneisyyden haamut. Silti toi-
voin kuolemaa tuolle haamulle. Toivoin tuolle haamulle
sellaisia kärsimyksiä, että joutuisi huutamaan ja rukoile-
maan kuolemaansa. Mikäli minulla olisi ollut valta toimia
epäluonnollisten voimien lailla, olisin hänelle nuo tuskat
aiheuttanut. Näin ei ollut. Päädyin toivomaan ja luotta-
maan tuon yhden kuuluisan artistin sanoihin; "varo mitä
sä haluut, sä voit saada sen". Toivoin tämän olevan totta.
Halusin todella kovasti haamulleni pahaa ja uskon sen
joskus toteutuvan.

LUKU 9, LEIKKAUKSEN JÄLKEISESTÄ ELÄMÄSTÄ

Kotimatka meni hyvin. Istuminen tuotti hankaluuksia. Selvisin. Kipua oli ja otin morfiinia paljon. Katetri ei tuntunut mukavalta. Paremmalta kuitenkin kuin ajatus virtsaamisesta ilman katetria. Aamuyöstä heräsin niin helvetillisiin kipuihin, että olin melkein shokissa. Kipua en osaa sanoin kuvata. Lääkettä oli otettava paljon joka johti hengityksen lamautumiseen. Käytännössä en hengittänyt vaan jouduin olemaan pystyasennossa ja keskittymään syvään hengittämiseen. En siis nukkunut enää kello 05 jälkeen. Kipu talttui lääkemäärällä. Lääkemäärä oli kuitenkin niin suuri, että se aiheutti vakavia seurauksia. Selvisin niistäkin. Olinko voittaja? En tiedä. Minulla oli ajatuksena; en ole luovuttaja. Elän järkevyyden ja hulluuden rajamailla. Pysähdyn narsistiselle asemalle odottamaan perfektionistin junaa. Tappelen pimeässä paremmin kuin valossa. Tyrmään vastustajan pikkusormen heilautuksella. Olen voittaja hävinneiden maassa. Risteyksessä otan tauon. Lähteäkö kulkemaan vasemmalle vai oikealle? jatkanko suoraan vai peruutanko? Päätöstä teen leirinuotion äärellä. Ratkaisunhetki tulee aikanaan. Minulla on aikaa odottaa. Villahuopa lämmittää talvella. Nuotio on kauniimpi pimeässä kuin valossa. Kun aika on, lähden kulkemaan suuntaan jonka valitsen. Valinta ei välttämättä ole oikea ja eksyn. Tiedän kuitenkin, että uusi risteys tulee aina. Silloin voin leiriytyä ja valita uudestaan. Olen seikkailija. Toisinaan patikoin hiestä märkänä, jalat rakoilla. Toisinaan ihailen täysikuun valoa korkealla vuorenhuipulla. Toisinaan herään onnellisina auringon nousuun talvisena aamuna. Minulla on reppu täynnä matkalta poimittuja kokemuksia. Joskus aikani on kotiutua ja lopulta löydän määränpääni. Löydän pääteaseman. Sen aika ei ole vielä.

Aika ei ollut vielä. Kipu kävi aina vain pahemmaksi. Lieneekö katetrilla ollut osuutta asiaan. Katetri painoi rakkoa ja jokainen liikahdus sai kivun tuntumaan pahemmalta. Virtsaa tuli paljon. Määrät taisivat olla jotakin 4500ml luokkaa vuorokaudessa. Katetripussin kantaminen oli oma juttunsa. Se piti huomioida aina kun liikkeelle lähti. Letku oli väärässä paikassa tai kiertyneenä. Jouduin myös terveyskeskuksessa käymään. Kipu jota katetri aiheutti vaati jo lääkäriä. Lääkäri oli hyvin asiallinen. Katsoi katetrin olevan oikeassa paikassa, mutta epäili pallukan jolla katetri pysyy paikallaan, painavan. Tarkoittaa siis sitä, että pallukka on valunut niin alas, että paino virtsaputken suulla on suuri. Kehotti pitämään katetria. Virtsamäärät aiheuttivat ihmetystä. Minulla kun ongelmana on olleet pienet virtsamäärät. Nyt katetrin kanssa sitä tuli paljon. Tästä johtuen lääkäri määräsi tutkimuksia. Tutkimukset olisivat myöhemmin. Sain luvan toipua tästä episodista ensin. Yritin siis elää katetrin kanssa. Kipu ei helpottanut.

Kipu repi alapäätäni niin, että luulin sekoavani. En tiedä olinko edes lähelläkään todellisuuden rajaa. Mieli kulki jossakin hämärässä. Mieleeni kantautuivat sanat; "piru vie" ja siihen on uskottava. En halunnut ottaa lääkkeitä. Tunsin itseni narkomaaniksi. Kuitenkin tuska joka sisälläni huusi pakottaen avaamaan pilleripurkin toisensa jälkeen. Miksi kiduttaa itseään? Saanko siitä palkinnon? Saanko palkinnon itseni viemisestä tajuttomuuden rajoille? En ollut varmaan edes tajuissani. Alapäätäni repi

veitsi. Veitsi teki viiltoja joka liikaisulla. Jokaisella jalan
asennon vaihtamisella. Katetri nauroi virtsarakossani. Se
katetri nauroi saadeen tuottamaan poltetta jollaista en
kuvitellut olevan. Jalkojeni välissä oli tulivuori ja samalla
jääpiikkejä. Tulivuori yritti sulattaa jääpiikit kuitenkaan
siinä onnistumatta. Lääkkeet eivät vaikuttaneet.
Vaikutuksen alkaminen ainakin kesti. Luulin tulevani
hulluksi. Ajattelin etten enää kestä. Puhisin kuin
synnytystuskissani. Palkintoa en kuitenkaan saisi. En
edes tiedä milloin tämä kaikki loppuisi. Suihkuttaminen
tuntui kuin alapäähäni olisi suihkutettu etikkahappoa
avoimiin haavoihin. Voitte kuvitella amiseptin kirvelyn
sormenpäässä olevassa haavassa. Minulla tuo tunne oli
suurempi ja laajempi kuin pieni haava sormessa. Sydän
takoi rinnassa ja huohotin. Miksi huohotin? Onko edes
huohottaminen sana? Läähätin. Se on parempi sana.
Auttoiko läähättäminen mitään? Ei se poistanut
alapäässäni olevia haavoja. Ei se poistanut sitä tunnetta
joka kiristää häpyhuulia aivan kuin ne laitettaisiin
ruuvipenkin väliin. Hitaasti sitä kiristetään ja
kiristitetään. Veivataan vipua joka lopulta vie häpyhuulet
verille. Voiko tätä tuskaa kuvata mitenkään? Ei edes tällä
hetkellä kun tuska saa kyyneleet valumaan. Minä pidätän
kyyneleitä. Valtameri on jo täyttynyt kyyneleistäni. Onko
sillä mitään merkitystä. Joku voi uida kyyneleitteni
valtameressä. Minä en sinne mene uimaan. Vihaan
uimista. Vihaan vettä. Vihaanko vettä elementtinä juuri
siksi, että olen ainakin yhden valtameren luonut
kyyneleleistäni. Kyyneleiden jotka kaikkien kipujeni ja
tuskieni aikana olen itkenyt. Nyt en itke. Olen
narkomaani. Olen kivusta ähisevä paksu turvonnut sairas
äiti ja vaimo. Olen tuskasta puhiseva silvottu nainen.

Nainen jonka naisellisuudesta on osa jäänyt
leikkauspöydälle. Olen sijaiskärsijä joka kuvittelee
kestävänsä kaiken. Olen ylpeä ja saan maksaa siitä.
Niinpä tartun pilleripurkkiin uudelleen ja uudelleen.
Tartun aina niin kauan kunnes tuska lähtee. Tiedän sen
lähtevän joskus. Minä ehkä tarvitsen vain suuremman
määrän. Suuremman annoksen. Olenko minä sitten
narkkari? Haluan vain, että tämä kipu loppuu. Haluan,
että se lähtee ja jättää minut rauhaan. Jättää rauhaan edes
hetkeksi. Tältä tuntuu kun aikaa on kulunut kolme päivää
alapääni silpomisesta. Tähän ei liity pelkoa, hätää, ei
huolta huomisesta. Tämä on juuri tässä ja nyt. Tämä on
juuri tämä hetki.Parin vuorokauden kuluttua jouduin
käymään jälleen terveyskeskuksessa. Nyt katetri poistet-
tiin. Virtsan mukana oli tullut verta ja sakkaa joten ilmei-
sesti minulla olisi virtsatietulehdus. Haavat olivat siistit,
mutta jonkinlaista tulehdusmuutosta oli nähtävissä joten
lääkekuuri vaihdettiin laajakirjoisenpaan antibioottiin.
Hoitaja ja lääkäri olivat asiallisia. Mietinkin, että pitäisi-
kö vaihtaa julkisella terveysasemalla yksityisen sijaan.
Yksityisellä puolella kun oltiin menty viimeisten vuosien
aikana töykeään ja epäammatillisen käytöksen puolelle.
Asiaa pitänee pohtia vakavasti. Katetrin tuoma kipu hel-
potti poiston jälkeen. Leikkausalueen kipu ei. Niin jou-
duin jatkamaan narkomaanielämää. Pilleriä pillerin pe-
rään. Aikanaan tuska helpotti. Istumaan en pystynyt,
mutta ehtiihän sitä vielä istumaan. Ehtii jos päiviä anne-
taan lisää. Tästä alkoi vaihe jolloin halusin käpertyä pei-
ton alle ja sääliä itseäni. En tiedä olinko käymässä pro-
sessia jossa shokki koepalavastauksista oli ollut
ensimmäinen. Sen jälkeen elin kuin ei mitään olisi tapah-
tunut. Olin torjunut koko ajatuksen mielestäni. Menin

täysillä, päivä kerrallaan. Mikään ei tuntunut missään. En edes ajatellut itseäni. Nyt alkoi kaiken ymmärtäminen. Pelkäsin tulevaisuutta. Mietin paljon elinaikaa. Mitä jos en elä kuin viisi vuotta? Mietin syitä, miksi juuri minulle oli tarvinnut käydä näin? Suurin murheeni oli läheisistäni. En jaksanut huolehtia kenenkään tarpeista. En halunnut ottaa ketään huomioon. Halusin vain olla itseni kanssa ja ajatella. Yrittää selkiyttää ajatuksiani etten sekoaisi. Minusta tuntui etten elä kauan. Mietin asioita joita haluaisin vielä tehdä ennen kuolemaani? Oliko tämä jonkinlainen masennuksen alku? En tiedä. Tuntui pahalta aiheuttaa kärsimystä läheisilleni. Olin aina sairas. Mikäli hetki annettiin lepoaikaa ja sain kokea elämää terveen ruumiissa. Kohta nurkan takana odotti jo seuraava sairaus. Oliko tällainen ihmisen arvoista elämää? Mieheni ei välttämättä ymmärtänyt miksi en jaksanut kiinnostua hänen asioistaan? Ei kukaan voi ymmärtää paitsi minä itse. Mieheni sai töitä ja lähti jatkamaan vankilassa saatuja työvuosia. Toiveet menneisyyden haamujen katoamisesta hävisivät tähän. Tämä aiheutti minulle lisää surua. Olin toki iloinen hänen puolestaan. Tarvitsimme rahaa jotta velat voidaan maksaa ja saadaan lääkärikäynnit maksettua. Ruokaakin tarvitsimme. Lapset olisivat tarvinneet sukset, mutta siihen ei nyt ollut varaa. Minulle hänen töihin lähtönsä aiheutti murheita jotka tulivat menneisyydestä. Olin eri ihminen kuin silloin, mutta kuitenkin huomasin itsessäni jotain samaa kuin tuolloin "entisessä elämässä". Pääsisinkö milloinkaan eroon menneisyyden haamusta? En ollut vihainen. Olin vain katkera ja surullinen. Joitakin asioita ei vain pitäisi joutua kokemaan. Uskon kanssani samaa mieltä olevia olevan enemmänkin.

Niin nautin hetkistä kun sain olla yksin. Tuntea surua, pelkoa ja sääliä itseäni kohtaan. Sain rauhassa pohtia tulevaisuutta. Oliko minulla tulevaisuutta ja jos niin minkälainen? Miten saisin itseni kerättyä ja koottua ajatukseni? Tulisinko kierimään masennuksen syövereissä? Mikä olisi se pakotie jolla voisin poistua tästä leiriytymispaikasta? Näihin kysymyksiin halusin vastauksen. Vastausta ei voinut antaa kukaan muu kuin minä itse. Näin vietin päiväni. Miettien ja jopa itkien. Vannoin etten enää koskaan itke, mutta jälleen jouduin syömään sanani. Tämä kaikki oli niin väärin. Miksi siis säästellä kyyneleitään? Ei se itkeminen helpottanut. Jotakin se itkeminen vei minusta pois. Mitä? Siihen minulla ei ole vastausta. Tuleva aika ei ole helppo. Seuraavien tulosten kuuleminen voi olla jälleen elämäni raiteiltaan vievä uutinen. Kiireisenä ja hätäisenä ihmisenä minun pitää vain odottaa. Odotan jopa soittoa ennen sovittua päivää. Soittoa jossa minulle kerrotaan; "ikävä sanoa, mutta teiltä otetuissa koepaloissa oli pahanlaatuisia solumuutoksia. Seuraava leikkausaika pitää sopia nopeasti". Tämä on pelko tulevaisuudesta. Tässä välissä minun pitäisi elää ja nauttia. Miten voin elää ja nauttia kun alapääni huutaa tuskasta? En ole edes selvinnyt edellisestä. Miten siis voin nauttia ennen kuin seuraava ilmoitus saapuu?

Kipu ei hellittänyt. Kaksi viikkoa oli kulunut toimenpiteestä. En vieläkään voinut virtsata ilman suihkun apua. Olin niin kyllästynyt vessassa käynteihin. Aina sai odottaa, että vesi muuttuu sopivan lämpimäksi kunnes voi aloittaa virtsaamisen. Mikäli vesi oli sopivan lämmintä niin se muuttui hetken kuluttua joko tuli kuumaksi tai jää kylmäksi. Pakko oli jatkaa kuitenkin suihkuttelua. Virt-

saaminen teki muuten aivan liian kipeää. Soitin sairaalaan parin viikon kuluttua leikkauksesta. Kysyin: "onko normaalia, että kipu jatkuu näin kauan"? Lääkäri ei osannut oikein vastata, mutta epäili mahdollisen parantumisen kestävän jopa neljä viikkoa. Kehotti suihkuttamaan useita kertoja päivässä. Mitä muuta minä olin sitten tehnyt? Koepalavastaukset sain samalla puhelulla. Kaikki poistetut kohdat olivat olleet soluasteiltaan esiastetta, mutta syöväksi ne eivät olleet vielä kehittyneet. Toisesta kohdasta otetuista paloista oli löytynyt jotakuinkin sama tulos, mutta lievempi. Tämä tarkoitti ettei leikkausta tarvinnut tehdä. Seurantaa asia tulisi vaatimaan tiiviisti. Tulevaisuus olisi siis tietynlaista pelkoa, tuleeko syöpä vai ei? Koepaloja otettaisiin usein. Kolposkopiaa eli mikroskooppitutkimusta alueesta tehtäisiin puolen vuoden välein. Lääkärin mukaan seuraavat kaksi vuotta olisivat merkittävät. Muutokset joko poistuisivat itsestään tai sitten ei. Minun tuli siis asennoitua kahteen vuoteen. Odottaa ja odottaa. Sen lisäksi pitäisi väliajat aina unohtaa. Unohtaa, että alapäässäni voi jonakin päivänä olla syöpä tai sitten ei. En tiedä pystyykö kukaan tällaisen asian unohtamiseen?
Minä jatkoin kipuilujani. Helpoksi ei tehnyt asiaa se, että kaularankani oirehti yhä pahemmin.
Vasemman käden kaksi sormea ei toimineet enää. Voima oli lähtenyt kädestä. Sormissa oli hirvittävä hermokipu. En saanut edes postilaatikosta postia otettua. En saanut purkin kansia avattua. Odotin magneettikuvausta. Lähete oli mennyt kuukautta aikaisemmin sairaalaan joten päätin soittaa ja kysyä tilannetta. Puhelimeen vastaava hoitaja ilmoitti, että noin 60 henkilöä on ennen minua jonossa. Kertoi kuitenkin jonon purkautuvan melko nopeasti. Oli-

ko tämä helpotus vai kauhistus? Olisin halunnut tietysti tiedon nopeasti, että mikä kaularangassani nyt oli. Magneettitutkimuksen jälkeen saisin odottaa vielä kauan ennen kuin pääsisin vastaanotolle. Yhden asian olin päättänyt. Kipua en kärsi vaan syön lääkkeitä niin paljon, että saan maksimaalisen kivun poiston. Mikään ei poistanut hermokipua kokonaan, mutta nyt en sitä enää edes odottanut. Olin oppinut paljon edellisistä sairasteluistani tai voisiko sanoa sairauteni pahenemisvaiheista. Asian kanssa oli elettävä vaikka se ei ollut helppoa. Kaikkien näiden uutisten keskellä eräänä päivänä ovikello soi.

Haastemies seisoi oven takana. Hän toi määräystä minun saapua oikeusistuntoon joka olisi reilu viikon kuluttua. Minun tulisi mennä kertomaan oma versioni sairasteluistani. Asia koski siis riita-asiaa pankin vuokrahuoneistosta. Heidän mielestään olin kyllä sairas, mutta mikään lakipykälä ei estänyt minua heidän mielestään purkamaan sovittua vuokrasopimusta. Minun tulisi siis heidän mielestään maksaa vuokraa vaikka en enää vuokralla ollutkaan. Ei minulla ollut koko yritystä joka heidän tiloissaan oli vuokralla ollut. Heidän mielestään olin edelleenkin vaatinut mittavat remontit kiinteistöön joka oli aiheuttanut pankille huomattavia kuluja. Kuten aikaisemmin kerroin. Minä vaadin vain värit ja huoneiden lukumäärän. Laki vaatii sähkötöille erityiset ohjeet jotka koskevat maadoituksia ja niin edelleen. Sähkölaitteita on potilaassa kiinni joten potilas saisi sähköiskun mikäli sähkötöihin ei oltaisi tehty lain vaatimia muutoksia. ilmastointi säätelee oman osansa laissa. Inva-wc tulee olla tietynkokoinen ja siellä täytyy olla lain mukaan hälytys. Nämä ovat vain esimerkkejä joita laki vaatii enkä minä. Toisessa kohdassa he perustelivat minun toimineen huonon lain vastaisesti kun asuin heidän mielestään väärässä paikassa. Heillä ei jostakin syystä ollut tietoa, että asuin Helsingissä sekä Kuopiossa. Yleisesti juorut pienessä maalaiskylässä kulkevat nopeasti, mutta tämä muuttoasia oli jäänyt vähälle huomiolle. En tiedä mitä olisin ajatellut tulevasta oikeudenkäynnistä tai istunnosta? Minulla oli pitkään ollut alavireinen olo. Olin käpertynyt omaan maailmaani ja siellä halusin olla. Kieltämättä ristiriitaiset tunteet elämän ja kuoleman välillä täyttivät mieleni. Joinakin hetkinä toivoin, että sairaus tappaisi minut. Mitä iloa minusta oli kenellekään kun aina vaan sairastin? Nuo ajatukset vaihtuivat nopeasti haluun elää. Ristiriita mielessäni oli valtava. Mitä kovemmaksi kipu kaularangan alueella tuli, sitä epätoivoisempia ajatuksia minulla oli. Lopulta huomasin, että tarvitsen apua. Minun oli nieltävä ylpeyteni ja myönnettävä, että olen masentunut. Masennuksen asteesta en tiennyt enkä halunnut itselleni diagnoosia asiasta tehdäkään. Tiesin ettei minua auta lääkitys. Olin sitä kokeillut joskus edellisen episodin aikana. Tuo episodi taisi olla silloin kun lannerankani leikattiin ja sen seurauksena sairastuin keskivaikeaan masennukseen. Silloin minua auttoivat kriisikeskustelut terapeutin kanssa. Halusin siis lähetteen tuolle samaiselle terapeutille. Hänen kanssaan oli niin luontevaa puhua asioista. En tiedä auttaisiko keskustelu nyt mitään, mutta aina sitä voisi kokeilla? Tuntui kuin asioita kerääntyisi aivan liikaa. Sietokykyni ei enää riittänyt. En miettinyt itseni tappamista. Minusta ei yksinkertaisesti olisi siihen. Olisin toivonut nukutusta jossa voisin nukkua pahat ajat pois ja herätä kun kaikki olisi hyvin. Sellaisen nukutuksen olisin halunnut, mutta sellaista en saanut. Lapset usein haluavat kaikenlaista. Heidän mielestään kaikki on mahdollista. Mikäli lapsi sanoo haluavansa matkalle jonnekin niin se on yhtä kuin: "me menemme matkalle". Aikuisetkin haluavat kaikenlaista, mutta eivät ikävä kyllä saa lähellekään kaikkea mitä haluavat. Opeta siinä sitten lapselle, että kaikkea voi haluta, mutta on eriasia mitä oikeasti saa.

Minun oli elettävä päivä kerrallaan. Odotin nyt useaan paikkaan tutkimuksiin. Odotin magneettitutkimusta, psykiatriselle poliklinikalle kutsua ja seuraavaa kontrollia alapääni vuoksi. Odotin vastausta kansanterveyslaitoksen geenitutkijalta, että oliko minulla jonkinlainen geenimutaatio johtuen selkäni nopeasta rappeutumisesta.

Odotin päiväraha hakemukseni käsittelyä. Työttömyyspäivärahan siis. Omalla lapsellani oli tulossa kolme tutkimusta liittyen hänen sairauteensa. Kaikki oli yhtä odottamista ja sairastelua. En uskonut kestäväni tätä kaikkea. Uskoa ei saanut kuitenkaan menettää. Vaikeaa se oli. En tiedä selviänkö? Jaksanko odottaa? Mistä löydän sen kortin jossa lukee: "selviytyjä"? Minun oli selattava korttipakkaa ja odotettava, että oikea kortti osuu käteeni. Osuuko se kortti koskaan kohdalleni? oliko pakka vajavainen ja juuri se kortti oli poistettu? Kuka tietää?

Luku 10, Uusi alku parisuhteelle

Olen puhunut koko kirjani ajan miehestäni. Niin, me pa-
lasimme yhteen. Näin hänet terassilla ja samassa hetkessä
tunsin sen valtavan ikävän. "Kaikista katseista, käsistä,
huulista, etsin sinua, sinua vain". Ei tullut koskaan toista
sinua. En halua asiaa sen enempää kommentoida kuin
yhden laulun sanoilla. Joitakin asioita ei elämässä voi
toisistaan erottaa. Moni niin yrittää tehdä siinä onnistu-
matta. Asioita joita ei voi erottaa. Yksi niistä on syvä
rakkaus. Voisiko sanoa; "raamatusta lainatakseni seuraa-
valla tavalla"

1. Vaikka minä puhuisin ihmisten ja enkelien kielillä,
mutta
    minulla ei olisi rakkautta, olisin minä vain helisevä
vaski tai
    kilisevä kulkunen.
 2. Ja vaikka minulla olisi profetoimisen lahja ja minä
tietäisin
    kaikki salaisuudet ja kaiken tiedon, ja vaikka minulla
olisi
    kaikki usko, niin että voisin vuoria siirtää, mutta mi-
nulla ei
    olisi rakkautta, en minä mitään olisi.
 3. Ja vaikka minä jakelisin kaiken omaisuuteni köyhäin
ravinnoksi,
    ja vaikka antaisin ruumiini poltettavaksi, mutta mi-
nulla ei
    olisi rakkautta, ei se minua mitään hyödyttäisi.
 4. *Rakkaus on pitkämielinen, rakkaus on*
 5. *lempeä; rakkaus ei kadehdi, ei kerskaa,*

ei pöyhkeile,

5. *ei käyttäydy sopimattomasti, ei etsi omaansa, ei kat-
keroidu, ei*

muistele kärsimäänsä pahaa,

6. ei iloitse vääryydestä, vaan iloitsee yhdessä totuuden
kanssa;

7. *kaikki se peittää, kaikki se uskoo, kaikki se toivoo,
kaikki se*

kärsii.

8. *Rakkaus ei koskaan häviä*; mutta profetoiminen, se
katoaa, ja

kielillä puhuminen lakkaa, ja tieto katoaa.

9. Sillä tietomme on vajavaista, ja profetoimisemme on
vajavaista.

10. Mutta kun tulee se, mikä täydellistä on, katoaa se,
mikä on

vajavaista.

11. Kun minä olin lapsi, niin minä puhuin kuin lapsi,
minulla oli

lapsen mieli, ja minä ajattelin kuin lapsi; kun tulin
mieheksi,

hylkäsin minä sen, mikä lapsen on.

12. Sillä nyt me näemme kuin kuvastimessa, arvoituk-
sen tavoin, mutta

silloin kasvoista kasvoihin; *nyt minä tunnen vajavai-
sesti, mutta*

*silloin minä olen tunteva täydellisesti, niinkuin mi-
nut*

itsenikin täydellisesti tunnetaan.

13. *Niin pysyvät nyt usko, toivo, rakkaus nämä*

14. *kolme; mutta suurin niistä on rakkaus*

Herään kanssas aamuun valkeaa
Öinen usva peittää vielä maan
Sadepisarat jää vain hetkeksi levähtämään
Ruohikolle kunnes häviää

Juostaan vastaan päivää nousevaa
Ja rakastutaan aina uudestaan
Täysillä niin eletään
Rakkaustarina tää, joka meidät tänään yhdistää

Rakastan sua, rakastan sua
Maailma meidät yhteen saa
Rakastan sua, rakastan sua
Taivas ei tahdo erottaa
Oikeat tunteet kuole ei
Huominen vaikka toisen veis
Toinen jää, etsii häntä aina uudelleen.

Viereltäsi koskaan lähtis en
Tänään viimein vannoa saan sen
Sinut jos kadotan
Niin unista löytää saan
Ja päiviin seuraaviin jään
kaipaamaan.

Rakastan sua, rakastan sua
Maailma meidät yhteen saa
Rakastan sua, rakastan sua
Taivas ei tahdo erottaa
Oikeat tunteet kuole ei
Huominen vaikka toisen veis
Toinen jää, etsii häntä aina uudelleen

LUKU 11, Ratkaisukeskeinen ajattelu sairauden kanssa elämisessä

Sairauden yllättäessä menemme hetkeksi tietynlaiseen shokkitilaan. Sairaus tulee yleensä kysymättä, ennalta arvaamattomasti. Usein toivomme sairauden tulevan ja menevän. Podemme hetken flunssaa ja sen jälkeen kaikki on kunnossa. Voimme jatkaa elämää kuten ennenkin. Mitä sitten jos sairaus tuleekin jäädäkseen? Koemme tuon shokkivaiheen, mutta toivoa parantumisesta ei olekaan. Sairaus on parantumaton. Pitääkö tämän asian kanssa vain oppia elämään? Pitääkö kuunnella viisaiden neuvoja; "kyllä se siitä"? Minusta pahinta jota tuossa tilanteessa voi sanoa on "kyllä se siitä". Sairaus mahdollisesti etenee. Tulevaisuus on täysin avoinna. Et tiedä mitä huominen tuo tullessaan. Olisi helppoa käpertyä itsesääliin ja murehtia miksi juuri minulle kävi näin? Olisi helppoa sulkea koko ympäröivä maailma pois tietoisuudesta. Vetää verhot ikkunoiden eteen ja kärsiä. Näin minäkin ajattelin kunnes ymmärsin, että minulla voi olla vielä aikaa. Minulla voi olla aikaa saavuttaa unelmia ja haaveita. En tiennyt miten nopeasti sairauteni etenisi? Invalidisoiko se minut täysin? Pystynkö säilyttämään liikuntakykyni? Pystynkö joskus tekemään töitä? En tiennyt oikeastaan mitään muuta kuin sen, että minulla oli krooninen, parantumaton sairaus joka etenee tuhoten selkäni välilevyt yksi toisensa jälkeen. Mikäli olisin jäänyt pyörimään itsesääliin ja kiroamaan epäoikeudenmukaista kohtaloani, olisin saanut todennäköisesti murehtia useita vuosia. Jotakin arvokasta olisi mennyt hukkaan näiden kokemuksien myötä. Niinpä aloitin tutkimaan elämääni ja ennen kaikkea tulevaisuuttani. Mitä minä voisin vielä tehdä saavuttaakseni onnellisen elämän? Juuri sellaisen elämän kuin itse tahdon. Minun oli otettava huomioon paljon asioita sillä sairauteni aiheutti rajoituksia.

1.1. Haaveet:

Kaikilla on haaveita ja toiveita. Minullakin oli. Olin laatinut listan haaveistani jo ensimmäisestä selkäleikkauksesta toipumisen jälkeen. Minun haaveeni olivat melko epärealistiset. Tosin joukkoon mahtui toteutettavissakin olevia haaveita. Minä haaveilin ja toivoin:

- haaveilin herääväni aamuisin ilman kipuja.
- haaveilin meneväni iltaisin nukkumaan ilman kipuja
- haaveilin kirjoittavani monta kirjaa joilla pystyisin antamaan
 niille ihmisille tukea jotka sitä kaipaavat
- haaveilin, että joka aamu herätessäni muistan miten arvokas tuo herääminen on

 haaveilin oppivani muistamaan "on vain tämä hetki, nauti siitä kuin se olisi   viimeinen".
- haaveilin astuvani vielä kerran alttarille viininpunainen vihkipuku päällä
- haaveilin sellaisesta vauraudesta jolla saavuttaisin kaiken haluamani,
unohtamatta kuitenkaan mitä on olla köyhä.
- haaveilin muistavani jokaisen menneisyyteni ja nykyisyyteni kipeän ja
tuskaisen kokemukseni sillä vain

siten voisin muistaa miltä tuntuu tuskaisesta elämästä
kärsivästä ihmisestä ja siten voin myös muistaa miten
kaikesta voi selvitä.
- haaveilin tulevaisuudesta jossa voin itse päättää mitä
teen ja kenen kanssa teen
- haaveilen edelleen monista asioista ja toivon, että jatkan
haaveilua elämäni loppuun asti

Haaveeni olivat siis melko arkipäiväisiä. Jossakin vai-
heessa unohdin kuitenkin haaveilun. En enää haaveillut
kivuttomista aamuista, kivuttomista illoista. En nauttinut
jokaisen aamun heräämisestä. Unohdin paljon. Unohdin
ne siksi, että olin hetken täysin kivuton. Kaipasin mam-
monaa joilla ostaa kaikkea mitä haluan. Suuret asiat tuli-
vat tärkeämmiksi kuin pienet. Minusta tuli "tavallinen"
ihminen joka arvostaa sellaisia asioita joita ei sairaana
tule edes ajatelleeksi. Suurin osa haaveistani oli muuttu-
nut rahaan liittyväksi. Tämän myötä myöskin työkeskei-
syys alkoi näytellä suurinta osaa elämästäni. Halusin töitä
jotta saan paljon rahaa.

Mitä hyötyä minulle olisi jos saavuttaisin haaveeni?

Ajattelin, että voin tehdä töitä, mikäli keskityn huolehti-
maan itsestäni paremmin. Saan työnkautta ostettua itsel-
leni ja perheelleni sellaisia asioita joista olen haaveillut.
Voin noudattaa selkeää päivärytmiä ja myöskin stressi
vähenee. Minusta tulisi iloisempi ja hallitsisin kehoani.

Oppisin nauttimaan pienistä asioista eikä minun tarvitsisi pitää koko maailmaa pystyssä. Katsoisin peiliin josta takaisin katsoisi kaunis, itseensä tyytyväinen nainen.

Ajattelin siis vain itseäni. Helposti tulee ajatelleeksi, että sairauden iskiessä sinuun, sinä olet koko maailman napa. Näin ei kuitenkaan ole. Kaikilla on ympärillään läheisiä ihmisiä. On siskoja, veljiä, lapsia, puoliso, ystäviä ja ketä kenelläkin nyt on läheiseksi verrattavia kumppaneita tai asioita. Tässä tilanteessa tulisi huomioon ottaa myös muut ympärillä olevat. Usein ollessamme kipeitä, emme huomaa miten huolissaan joku läheinen on siitä tilasta jossa olemme.
Näin ollen minäkin jouduin luopumaan omaan napaani tuijottamisesta ja pohtimaan mitä hyötyä olisi muille ihmisille mikäli haaveeni saisin toteutettua.
Toki pohdin jälleen omaa perhettäni. Pohdin miten rahallinen tilanne paranee kun minä käyn töissä. Perheen ei myöskään tarvitse katsoa ärtynyttä, kipuilevaa vaimoa ja äitiä. Lapsilla tulisi olemaan myös äiti joka jaksaa huolehtia heidän tarpeistaan. Pystyisimme matkustamaan. Matkustaminen on rentouttavaa ja näkee uusia kulttuureja sekä paikkoja. Voi miten ihanaa tulevaisuutta. Iloisuuteni myöskin tarttuisi läheisiini. Hoitaisin parisuhdettani ja ottaisin puolison huomioon entistä enemmän. Kykenisin käymään ystävieni luona ja saisin uudelleen viritettyä ystävyyssuhteet jotka olivat katkenneet sairasteluni myötä. Lyhyesti, pystyisin olemaan vaimo, äiti ja ystävä. Voi miten kauniita ajatuksia. Otin muut huomioon ja ymmärsin etten ole yksin sairauteni kanssa. Sairauteni ja kipuiluni koskettivat useampaa ihmistä kuin olin kuvitellutkaan.

Sairauteni alkaessa tulla vaikeammaksi jouduin muutta-
maan haaveitani. Tiesin olevan mahdotonta saavuttaa
maallista mammonaa. Olisi mahdotonta kiertää maail-
maa. Olisi jopa mahdotonta tehdä töitä. Minun oli siis
helpotettava haaveitani jotta ne voisin saavuttaa. Halusin
edelleenkin elää kivutonta elämää. Halusin pystyä naut-
timaan elämästäni. Halusin pystyä olemaan vaimo, äiti ja
ystävä. Tämä vaatisi uudelleen järjestelyä. Kaikki ei on-
nistuisi vain sen vuoksi, että minä niin tahdoin ja toivoin.
Nyt jouduin pohtimaan minkälaisia rajoituksia sairauteni
aiheuttaa? Jouduin pohtimaan valintoja joita minun tulisi
miettiä onnistuakseni saavuttamaan päämääräni. Jouduin
tekemään myös useita ratkaisuja valintojen pohjalta. Tu-
levaisuuteen näillä kaikilla ratkaisuilla ja valinnoilla oli
suuret vaikutukset. Niillä oli myös vaikutuksia saavutta-
essani unelmia joita minulla oli. Sairaus joka minulle oli
riesaksi suotu, tuli olemaan osa elämääni loppuun asti.
Sairauteeni en pystynyt vaikuttamaan vai sanotaanko
etten voinut sitä pois pyyhkiä? Kaikki tulevaisuuden
suunnitelmat pohjautuivat siis sairauden kanssa elämi-
seen ja miten voisin helpottaa itseni ja läheisteni elämää
sairaudestani huolimatta?
Tarvitsin tukijoukkoja. Tarvitsin kannustajia jotka eivät
hylkää kun minulla on vaikeampia jaksoja. Minulla oli
perhe joka antoi tukensa. Minulla oli myös kokemuksina
sairaaloiden tupakkahuoneet joissa olin saanut vertaistu-
kea. Omat ongelmat olivat tuntuneet niin pieniltä kuulles-
saan potilastoverin kauhutarinan hänen elämästään. Nuo
muistot kantoivat. Minulla oli myös muutama ystävä joil-
ta tukea sain kun sitä kaipasin. Yhteenvetona voisin sa-
noa, että kukaan tuskin selviää yksin. Tarvitaan avoi-

muutta ja asioista kertomista. Tällä tavoin voi aina ottaa
yhteyttä tukijoukkoihin / kannustajiin jos tulee tunne, että
et selviä tai et jaksa yksin. Minun piti pohtia uudelleen ne
hyödyt joita saisin saavuttaessani tavoitteeni. Totesin
edelleenkin elämänlaatuni kohenevan. Mikäli en tekisi
töitä ja yrittäisi pelastaa koko maailmaa, myös tämän
kautta sairauden eteneminen voisi hidastua. En tarvitsisi
lääkkeitä kipuihin, joka auttaisi etten olisi pää sekaisin tai
vatsa kipeänä. Tärkeä asia olisi myös potilasturvallisuu-
den paraneminen. En kokenut olevani turvaksi potilaille
hoitotyössä. Käteni voisi pettää koska tahansa ja potilaille
käydä huonosti. Hyötyjä oli siis paljon.
Olin edistynyt päämäärässäni paljon. Huomasin ajattele-
vani asioista eritavalla. Olin huomannut asettaneeni itsel-
leni hyvin korkeat tavoitteet joita oli
helpottanut. Olin tehnyt päätöksen etten kykene työnte-
koon. Olin ottanut huomioon läheiseni enkä vain tuijotta-
nut itseäni. Minusta tämä oli suuri askel kohti päämäärää.
Olin lähtenyt hakemaan apua sairauden pahenemisen
vaiheessa. Olin taistellut jotta saisin apua. Olin laatinut
useita valituksia koskien hoitoani tai hoitamatta jättämis-
täni. En pureskellut kynsiäni vaan tein asioille jotakin.
Olin vakuuttunut, että tunsin oman kehoni ja osasin
kuunnella sen lähettämiä viestejä. Tiesin etten saavuta
mitään makaamalla peiton alla ja säälimällä itseäni. Tie-
sin tarvitsevani hoitoa ja siedin kaikki epäasialliset kom-
mentit lääkäreiltä. Tiesin myös, että minun tulee jatkaa
aina uuden lääkärin etsimistä joka ei enää heitä ovesta
ulos vaan jatkaa tarvitsemani hoidon loppuun asti. Lopul-
ta sellainen löytyi. Olin siis onnistunut. Pystyvätkö kaikki
tähän samaan? Luonteenpiirteillä voi olla merkitystä.
Minä en ole luovuttaja tyyppiä. Nyt onkin kyse minun

valinnoistani. Sinulla valinnat, haaveet tai toiveet voivat
olla aivan toisenlaisia.

Kohtasinko esteitä kiivetessäni kohti määränpäätä?

Kyllä. Kohtasin terveydenhuollon ongelmat. Kukaan ei
halunnut ottaa vastuuta hoidostani. Oma uskottavuuteni
lääkäreiden kanssakäymisissä aiheutti ongelmia. Sairau-
teni harvinaisuus oli suurin este. Kukaan ei tiennyt tau-
distani mitään ja lääkärit tekivät minusta jonkin kumma-
jaisen jolla oli pakko olla jokin hyvinkin erikoinen tauti.
Oireet kun eivät
mitenkään voineet liittyä löydöksiin. Sairauteni nopea
eteneminen asetti omat haasteensa. Miten löytää muuta-
man kuukauden leikkauksen jälkeen lääkäri joka alkaa
tutkia taas alkanutta vaivaa?
Perheen väsyminen minun taistellessani oli oma esteensä.
He eivät jaksaneet pysyä aina vauhdissa mukana. Lapsille
ei voinut kertoa sairauden koko totuutta sillä he olisivat
pelästyneet pahasti. Niin jouduin paljon näyttelemään ja
keksimään sepitettyjä tarinoita missä olin milloinkin.
Koko prosessin psyykkinen kuormittavuus oli rankkaa.
Joinakin hetkinä oli tunne luovuttamisesta. Tuntui ettei
pää yksinkertaisesti enää kestä. Jatkuva toivon menettä-
minen söi voimavaroja. Hetkittäin usko loppui. Silloin oli
hetkiä ettei voinut jatkaa. Oli sytytettävä leirinuotio ja
hengähdettävä hetkinen ennen kuin voisi jatkaa. Virastot
ja laitokset pistivät omat haasteensa sekä esteensä onnis-
tumiselle. Kaikkea en saanutkaan, mutta koin kuitenkin
onnistuvani. Minulla oli paljon kuvitelmia ja uskoin lii-
kaa voimavaroihin joita minulla oli käytössä. Opin tästä
paljon. Helppoa se ei ollut, mutta minulla oli pelissä

oman tulevaisuuteni lisäksi lasteni tulevaisuus. Tämä ajatus laittoi jaksamaan eteenpäin vaikka välillä tuntui etten kykene ylittämään matkalla tulleita esteitä. Uskon kaikilla olevan joku tai jokin jonka puolesta taistella. Uskoa ei saa menettää. Onnistuminen vie aikaa. Kaikki ei ole helppoa, mutta mahdollista.

Miksi uskoin onnistuvani?

Minulla on niin voimakas tahto. Jos jotakin päätän niin sen myös teen. Toki en voi nyt sairaana tehdä kaikkea mitä halusin. Minä en menettänyt uskoa, toivoa ja haaveitani. Joskus ne olivat hukassa, mutta silloin tein tuon leirinuotion ja hengähdin hetken. En halunnut antaa periksi sillä tiesin olevani oikeassa. Minulla oli suuri tietämys asioista ja oman kehoni tarkka tunteminen. Kehonsa oppii tuntemaan harjoittelemalla. Kehoaan voi oppia kuuntelemaan. Kannattaa muistaa, että sinä itse olet kehosi paras asiantuntija. Se ei ole lääkäri vaikka heillä on yleisesti tietoa ihmisen fysiologiasta ja anatomiasta. Sinulla on juuri omanlaisesi keho joka ilmoittaa asioista omalla tavallaan joten tämän asian ymmärtäminen auttaa sinua ja niin se auttoi myös minua. Minä tunsin myös omat rajani. En kuvitellut itsestäni suuria (kuten olen usein aikaisemmin kuvitellut). Tein sen mihin uskoin pystyväni. Usein laitoin puntariin itseni ja lapseni. Pohdin paljon läheisteni tulevaisuutta. Näiden asioiden miettiminen sai minut jatkamaan ja hieman suurentamaan rajojani.
Tiedän, että tulevaisuudessa tulee vastoinkäymisiä ja niihin on varauduttava. Olen kuitenkin oppinut näiden kokemuksien perusteella, että minä olen vahva. Minä pystyn tulevaisuudessakin tyrmäämään vastustajani.

Sairauteni ei parane. Tiedän tulevan hetken jolloin istun jälleen koputtelemassa uusien ja uusien lääkäreiden ovia saamatta apua. Olen kuitenkin viisastunut niin paljon, että tiedän mitä ei kannata tehdä ja mitkä keinot ovat hyviksi havaittuja. Teen siis sitä mikä toimii.

Kaikki haasteeni tulevat liittymään harvinaiseen sairauteen ja kummajaisena olemiseen. Oman haasteensa asettaa työnteko jota en voi tehdä. Virastot tulevat olemaan oma haasteensa. Saanko joskus eläkepaperit vai en? Vastoinkäymisiä tulee aina. Joitakin tulevaisuuden vastoinkäymisiä pystyy ennustamaan jo nyt. Joitakin uusia vastoinkäymisiä tulee joita ei vielä tiedä. Jokaisesta takaiskusta voi oppia jotakin uutta. Minä opin sen, että vain pienillä tavoitteilla voi päästä maaliin. Pienillä askeleilla voit taivaltaan myös paljon pidemmälle kuin suurilla harppauksilla.

Katson peiliin ja kohtaan sieltä näkyvästä kuvasta ylpeyttä sekä onnistumisen iloa. Minä onnistuin vaikka taistelu olikin pitkä ja psyykkisesti rasittava. Uskon, että niin kauan kuin meillä on unelmia, meillä on myös toivoa. Muistakaa, että tällaista ratkaisukeskeistä mallia käytin itselläni. Ratkaisukeskeisyys on paljon muutakin. Tämä oli vain nuppineulanpään kokoinen malli kyseisestä aiheesta. Minulla auttoi tämä. Sinulla voi auttaa jokin toisenlainen suunnitelma. Sinulla voi myös olla aivan erilaiset toiveet ja suunnitelmat. Sinun askeleesi voivat olla hyvin pieniä tai sitten isoja harppauksia. Ei ole yhtä oikeaa tapaa toteuttaa ratkaisukeskeistä ajattelumallia. Toivon tavan, jolla minä sain pidettyä järkeni ja saavuttaen tavoitteeni, toimivan sinulle ohjeena. Sinäkin voit kokeilla sitä, mutta vain sinulle ominaisella tavalla. Tee siitä juuri sinun näköisesi. Toivotan onnea matkallesi. Matkallesi kohti unelmiasi!

LUKU 12, TUTKIMUSTULOKSIA KROONISESTA KIVUSTA

EFIC:n julkilausuma: krooninen kipu on merkittävä terveydenhuollon ongelma, ja sairaus jo itsessään
(EFIC=European federation of IASP chapters)

"Kipu on merkittävä terveydenhuollon ongelma Euroopassa. Vaikka akuuttia kipua voidaan perustellusti pitää sairauden tai vamman oireena, krooninen tai toistuva kipu on erityinen terveydenhoidon ongelma, sairaus jo itsessään"

Taustaa: Vammaan tai leikkaukseen liittyvä akuutti kipu on viesti aivoille kudosvauriosta. Tällainen akuutti kipu on hyödyllinen viesti, joka varoittaa yksilöä vaarasta ja tarpeesta paeta tai hakea apua. Akuutti kipu on suora seuraus kudosvauriota aiheuttavasta tapahtumasta ja se voidaan luokitella taustalla olevan kudosvaurion tai sairauden oireeksi. Monen potilaan kipu kuitenkin jatkuu pitkään senkin jälkeen, kun kivun hyödyllisyys hälytyssignaalina on lakannut, usein vielä kudosvaurion jo parannuttua. Näiden potilaiden krooninen kipu ei luultavasti suoraan liity heidän alkuperäiseen vammaansa tai sairaudentilaansa vaan pikemminkin näistä aiheutuviin muutoksiin, mukaan lukien ne, joita tapahtuu kivunhavaitsemisjärjestelmässä itsessään.

Kirjoittajan kommentti: Lyhyesti kipua voidaan siis pitää hälytyssignaalina elimistössä olevasta viasta. Ver-

taan kuvausta palovaroittimeen joka savun havaittuaan alkaa soida ja havahduttaa kotona olijat uhkaavasta tulipalosta. Mikäli kotona ei ole ketään ja tulipalo saa alkunsa joka taas mahdollisesti tuhoaa koko kodin. Mitä merkitystä on siis palovaroittimella jos tuhot siitä huolimatta ovat peruuttamattomat? Sama on kivun kanssa. Hälytin soi, mutta kukaan ei reagoi. Peruuttamaton vahinko pääsee syntymään.

Sen lisäksi että krooninen kipu johtuu erilaisista fysiologisista mekanismeista kuin akuutti kipu, se johtaa usein fyysisiin ja psykososiaalisiin muutoksiin, jotka ovat keskeinen osa kroonisen kivun ongelmaa ja jotka lisäävät kipupotilaan taakkaa entisestään. Näitä ovat:

Liikkumattomuus ja siitä johtuva lihasten surkastuminen. nivelten jäykistyminen ym..
Vastustuskyvyn heikkeneminen ja lisääntynyt alttius sairauksille
Häiriintynyt uni
Huono ruokahalu ja aliravitsemus

Lääkeriippuvuus

Yliriippuvuus perheestä ja muista läheisistä

Liiallinen ja epätarkoituksenmukainen terveydenhuollon palvelujen käyttö

Huono selviytyminen työpaikalla tai työkyvyttömyys, toimintakyvyttömyys

Eristäytyminen yhteiskunnasta ja perheestä, itseensä sulkeutuminen

Huoli, pelko

Katkeruus, turhautuminen, masennus, itsemurha
Kirjoittajan kommentti: Sanotaan, että kipupotilaat ja varsinkin kroonisesta kivusta kärsivät potilaat on jätetty jopa heitteille. He ovat niitä terveydenhuollon resursseja kuluttavia ihmisiä jotka vievät aikoja "oikeasti sairailta". Pitää muistaa, että krooninen kipu ei synny itsestään. Sen takana on pitkä taival akuuttia kipua. Nopeasti alkanutta kipua (varoittavaa, hälyttävää kipua), johon ihminen on yrittänyt maamme terveydenhuollon ammattilaisilta saada turhaan apua. Kipu muuttuu krooniseksi kolmessa kuukaudessa mikäli ei siihen mennessä kipua ole saatu kuriin. Krooninen, jatkuva kipu aiheuttaa melko pitkän listan liitännäisoireita. Ajatellaan työkyvyttömyyttä, eristäytymistä yhteiskunnasta ja perheestä, Lääkeriippuvuutta, huolta, pelkoa, masennusta ja jopa itsemurhaa. Voisin väittää kyseessä olevan merkittävän yhteiskunnallisen ongelman johon ei olla purututtu. Tästä kertoo myös se, ettei krooniselle kivulle ole laadittu edes KÄYPÄ-hoitosuosituksia. Krooninen kipu ei siis olekaan sairaus vaan luulotauti. Näinkö se on?

<u>STT</u>

Masennus oli viime vuonna joka viidennen työkyvyttömyyseläkkeelle siirtyneen kuntatyöntekijän eläkkeelle

jäämisen syy. Kuntien eläkevakuutuksen mukaan masennus sairautena ei ole yleistynyt, mutta siitä johtuva työkyvyttömyys on.
Kunnallisista virka- ja työsuhteista jäi vuonna 2007 työkyvyttömyyseläkkeelle yli 5 200 ihmistä, kertovat Kuntien eläkevakuutuksen tilastot. Yleisimmät syyt eläkkeelle jäämiseen olivat tuki- ja liikuntaelinsairaudet. Mielenterveyden häiriöt olivat toiseksi yleisin syy.

Masennuksen takia työkyvyttömyyseläkkeelle jäätiin keskimäärin jo 52-vuotiaana. Muilla diagnooseilla työkyvyttömyyden takia eläkkeelle siirryttiin noin 55-vuotiaana.

-Lähde: aamulehti

Kirjoittajan kommentti: "Tutkin erinäisiä tutkimuksia eläkkeelle siirtymisen syistä. Mielenterveydelliset ongelmat/ häiriöt olivat selkeästi suuremmassa asemassa kuin tuki- ja liikuntaelinsairaudet tai sydän- ja verisuonisairaudet. Masennuksen sekä yleisesti mielenterveydellisistä syistä pääsi selkeästi helpommin kuntoutukseen kuin minkään muun sairausryhmän osalta. Tutkin Kelan sekä valtion ja kuntien tilastoja ko. asiasta. Pitääkö tästä tehdä johtopäätös, että sairaan, kipeän tuki- ja liikuntaelinsairauksista kärsivien tulee oikeasti masentua jotta he saavat oikeuden kuntoutustukeen, kuntoutukseen tai pääsevät eläkkeelle. Houkutus on varmasti suuri, mikäli näitä tilastoja tutkii. Lisäksi erot olivat suuret eikä siis puhuta pienistä marginaaleista. Suomessa taitaa olla vallalla käsitys siitä, että vain mielenterveysongelmat ovat sairausryhmä. Se ainoa sairaus joka oikeuttaa saamaan kuntoutusta, eläkettä ja mitä tahansa muuta. Olemmeko me muut niitä resursseja kuluttavia? Epäilen, että sydän- ja verisuonitaudit eivät ole luulosairauksien piikkiin laitettavia sairauksia. Jokainen tehköön oman päätöksensä asiasta. Minä ainakin mietin vakavasti menettäväni järkeni.

Pitkäaikaisen kivun esiintyvyys: Vaikka kattavaa epidemiologista tietoa Euroopan Unionin alueelta ei ole saatavilla, krooninen kipu on selvästi hyvin yleinen ongelma. Useat viimeaikaiset tietyissä yhteisöissä tehdyt tutkimukset osoittavat esimerkiksi, että miltei 50 % otannan aikuisista kärsi yhdestä tai useammasta kivusta tai vaivasta kulloisenakin ajankohtana.

Huomattavalla osalla tutkituista kipu oli sekä pitkäkestoista että voimakasta. Sekä kivun esiintyvyys että voimakkuus lisääntyivät huomattavasti vanhemmissa ikäryhmissä. Yleisimmät pitkäkestoiset kivut, alaselän kipu, niveltulehdus ja toistuva päänsärky (mukaan lukien migreeni) ovat niin tavallisia, että niitä pidetään usein elämän luonnollisena ja väistämättömänä osana. Vaikka harvat ihmiset kuolevat kipuun, monet kuolevat kivuliaasti, ja vielä useammat elävät kivussa.

Kirjoittajan kommentti: "tutkimuksia on siis tehty. Niihin on saatu todennäköisesti tutkimusapurahoja jotka eivät ole ihan pieniä. Mitä hyötyä on saada tutkimustulos, että harvat kuolevat kipuun, monet kuolevat kivuliaasti ja vielä useimmat elävät kivussa.
Tämän asian olisi tiennyt jokainen ja vaikka ei oliskaan niin mitä tämän asian eteen on tehty? Ei mitään.

Kroonisen kivun yhteiskunnalliset kustannukset: Akuutti kipu on määritelmänkin mukaan lyhyt ja itsestään rajoittuva prosessi. Krooninen kipu voi sitä vastoin ottaa yliotteen paitsi potilaan myös hänen läheistensä elämästä ja ajatuksista. Pitkäkestoinen kipu heikentää kivusta kärsivän ja hänen läheistensä elämänlaatua ja aiheuttaa taloudellista taakkaa monella tasolla. Näitä ovat:

Terveydenhuollon ja lääkityksen kulut
Työstä poissaolot ja häiriöt työpaikalla
Tulon menetykset
Tuottamattomuus talouselämässä ja kotona
Taloudellinen taakka perheelle, ystäville ja työnantajille

Työntekijöiden vakuutuskorvaukset ja sosiaalimaksut

<u>Arvovaltaiset lähteet asettavat kroonisen kivun yhteiskunnalle aiheuttamat kokonaiskulut samaan luokkaan kuin syövän ja sydän- ja verisuonitautien.</u>

Mitä hyötyä on hallitusten laaja-alaisesti tunnustaessa julkilausuman kroonisesta kivusta merkittävänä terveydenhuollon ongelmana, sairautena jo itsessään: Kroonisen kivun yleisyyden merkittävyys inhimillisenä kärsimyksenä ja siitä aiheutuvat yhteiskunnalliset kustannukset ovat hyvin kipuun perehtyneen lääketieteen tiedossa. Tätä ei kuitenkaan kovinkaan paljon arvosteta laajemmassa biolääketieteellisessä yhteisössä, sosiaalipolitiikan laatijoiden ja ns. suuren yleisön keskuudessa. Kiinnittämällä huomiota tähän ongelmaan kansalliset hallitukset auttavat laajaa kroonisesta kivusta kärsivää väestöä Euroopassa seuraavilla tavoilla:

Lisäämällä terveydenhuollon ammattilaisten panostusta tähän ongelmaan, mukaan lukien parempi tietämys jo olemassa olevista kivunlievityskeinoista sekä niiden tehokas käyttö, lisäämällä kroonista kipua käsittelevää koulutusta, ja lisäämällä tutkimusta uusien hoitomuotojen löytämiseksi.
Helpottamalla kivun ammattilaisten ponnisteluja kansallisella tasolla henkilöstöresurssien ja taloudellisen tuen löytämiseksi taisteluun kroonista kipua vastaan.

Kirjoittajan kommentti: "Hallitus on sitä mieltä, että yhä vanhempien pitäisi pysyä työelämässä. Eläkeikää nostettiin jotta saataisiin työvuosia enemmän joka taas antaisi Suomelle paremmat mahdollisuudet säästöihin. Euroopassa kuten esimerkiksi saksassa kipuun ja krooniseen kipuun ollaan perehdytty paremmin. Saksassa on otettu käyttöön hienoja lauseita uhkuvia teorioita jo käytäntöön. Mikäli ajatellaan kustannuksia kroonisesta kivusta kärsivistä potilaista niin ehkä ajatus todellakin kannattaisi keskittää muuhun kuin eläkeiän nostamiseen. Työvuosia saadaan lisää mikäli havahduttaisiin tarpeeksi ajoissa huomioimaan äkillisesti alkanut kipu. Kipu hoidettaisiin tai yritettäisiin kaikin tavoin löytää syy sen kivun takana. Tämä kipu oli sitä palovaroittimeen verrattavaa kipua. Hälytys jostakin isommasta.

Lähde: EFIC

Lainaus Turun sanomien yleisönosaston mielipidepalstalta 4.3.2009

"TULEVAISUUDEN TYÖNHAKIJA"
"Hei, olen nuorekas 63-vuotias viiden lapsen isoäiti ja tiukasti työelämässä. Minut irtisanottiin pitkäaikaisesta vakituisesta työpaikastani viime laman aikana, mutta erilaisia tuuraus- ja muita pätkätöitä lähinnä puutarha- ja siivousalalta olen saanut aika mukavasti tehdä. Nyt on tullut ulkomailta nuoria näppäriä työntekijöitä näillekin aloille, mutta haluan osaltani parantaa hyvinvointia Suomessa ja siksi haen ahkerasti töitä. Tämäkin on jo 35:s hakemus tänä vuonna.
Yleensä ottaen olen aivan terve, vaikka toisessa silmässä on kaihi vähän alkanut hämärtää näköä, mutta olen jo leikkausjonossa ja toinen silmä on ihan terve. Parisen vuotta sitten todettiin lievä lonkkavika ja toisessa polvessa vähän kulumaa. Ei niin vakavaa että haittaisi työntekoa. Pitemmillä matkoilla käytän rollaattoria apuna eikä se ole menoa haitannut, päinvastoin.
Sydänkohtauksiakin on ollut vain yksi ja kun sain painon putoamaan 90:een kiloon on sen riski selvästi pienentynyt. ja nitropurkki on rintataskussa ihan vaan varmuuden vuoksi.
Harrastan kahden kissan hoitoa ja virkkausta. Ajokorttikin on. Palkkatoivomus on alan minimipalkka (Suomen). Liitteenä ja suosituksena kelan lääkärin lausunto, jonka mukaan olen terve ja työkykyinen. Jään odottamaan yhteydenottoanne".
Kuka ottaisi töihin, Mattiko?
Lähde: Turun sanomat yleisönosasto, mielipiteet

LUKU 13, TIETOA KROONISESTA KIVUSTA SELVIYTYMISEEN

Kipu ei ole sivuseikka, vaan jokaisella on oikeus tehokkaaseen kivun hoitoon!

Noin 800 000 suomalaista kärsii kroonisesta kivusta ja 3 % pitkäaikaisista kipuoireista. Kivun kroonistumiseen vaikuttavat alkuperäisen sairauden tai vamman aiheuttaman kudosvaurion laajuus ja akuutin kivun voimakkuus, mahdolliset leikkauskomplikaatiot ja myös potilaan henkiset voimavarat sairaustilan syntyessä. Pitkittynyt, voimakas kiputila ruokkii keskushermostossa muutoksia, jotka saavat aikaan kivun jäämisen päälle. Siksi äkillisen kivun hoito on tärkeää: kun vaiva pitkittyy, se mutkistuu!

Selviytymiskeinojen kehittäminen

Pystyvyyden kokeminen edistää selviytymistä kivun kanssa. Vahvan pystyvyyden tunteen on todettu olevan yhteydessä vähenevään kivun kokemiseen ja vähäiseen kipu-uupumukseen. On näyttöä myös siitä, että vahvan pystyvyyden omaavat ihmiset ovat myös vähemmän masentuneita sairauteensa liittyvistä asioista kuin heikosti omiin mahdollisuuksiinsa luottavat. Luottamus omiin vaikutusmahdollisuuksiin ohjaa toimintaa aktiiviseen suuntaan.
Kroonisen kivun ja sairauden kanssa selviytymiskeinot jaetaan kahteen ryhmään, aktiivisiin ja passiivisiin. Ak-

tiivisia selviytymiskeinoja käyttävät henkilöt pyrkivät itse löytämään keinoja selvitä kivun kanssa. Passiivisempi suhde omaan kipuun tarkoittaa usein omiin tunteisiin kiinnijäämistä ja ratkaisun odottamista toisilta henkilöil-tä.Aktiiviset selviytymiskeinot toimivat sairauteen sopeutumisen, psyykkisen hyvinvoinnin, masentuneisuuden ja ahdistuneisuuden perusteella arvioituna paremmin. Näin ollen reumasairaus ja siihen liittyvä kipu tuovat elämään uudenlaisen risteyskohdan, jossa tutut toiminta- ja ajattelutavat joutuvat koetukselle ja jossa on mahdollisuus oppia uusia tapoja kokea ja nähdä haasteellinen tilanne.
Ihmissuhteet ja ympäristö vaikuttavat
Kipu on henkilökohtainen asia, samoin kuin sairauteen liittyvät muutkin tuntemukset. Tämä ei kuitenkaan tarkoita, että ne pitäisi elää läpi yksin. Yleensä sairauden puhjettua kipu alkaa nopeasti vaikuttaa monien läheisten ihmisten elämään.
Kivulla ja sairaudella on yhteys lähiympäristöön. Ympäristö, jossa elämme, vaikuttaa mm. kokemuksiimme sairaudestamme ja selviämiseemme sairastumisen kriisistä sekä krooniseen kipuun liittyvistä kokemuksista.
Kroonisen kivun kehittymisessä on lähes aina mukana elinympäristöön ja ihmissuhteisiin liittyviä kuormitustekijöitä. Nämä tekijät yhdessä oman kokemisemme ja toimintamalliemme kanssa vahvistavat kielteisen kehän tapaan toisiaan ja voivat samalla vahvistaa kivun kokemista

Lähde:
Reuma
27.11.2007
Hanna Vuorimaa

LUKU 14, FAKTAA KIVUSTA

KIPU ON KOKIJALLEEN AINA TOTTA.

Yli miljoona suomalaista kärsii vuosittain selkä-, niska-
ja alaraajakivuista.
900 000 Suomalaista kärsii erilaisista nivelvaivoista.

Kivun tuntemus on aina epämiellyttävä, mutta se myös
varoittaa meitä uhkaavasta kudosvauriosta. Kipukokemus
syntyy kipuärsykkeen kulkiessa ääreishermostosta sel-
käytimen kautta aivoihin. Aistimme samalla kivun omi-
naisuuksista, kuten sen voimakkuuden ja paikan. Kipu-
kokemuksiin liittyy usein myös eriasteisia tunnetiloja.

Eri ihmiset kokevat kivun eri tavoin. Tästä syystä kukaan
ulkopuolinen ei voi luotettavasti arvioida kipujemme
määrää eikä kyseenalaistaa niitä.

Kipua on kolmea eri tyyppiä:

1) *Kudosvauriokivussa* kipua aistivat hermopäätteet rea-
goivat johonkin ärsykkeeseen joka voi olla aiheuttamassa
kudosvaurion

2) *Hermovauriokipu* aiheutuu kipua aistivan ja välittävän
hermojärjestelmän vauriosta. Syy voi olla <u>ääreishermos-
tossa</u> tai <u>keskushermostossa (</u> katso selvitykset alhaalla)

Lähde- MSD

<u>*Keskushermosto*</u> (pars centralis systematis nervosi, sys-

tema nervosum centrale) on <u>ihmisen toiminnan lähde</u>. Se käsittelee tietoja ja pitää meidät yhteydessä ulkomaailmaan.
Keskushermostoon kuuluvat selkäydin ja aivot. Aivorunko osana aivoja on yhdistämässä selkäydintä ja aivoja. Aivot toimivat toimintojen ylikoordinaattorina, se <u>säätelee vireystilaa, unirytmiä, ajattelua, havainnointia ja motorisia toimintoja</u>.
Selkäydin ohjaa aivojen käskyjä eteenpäin, ja sen poikkileikkaus muistuttaa perhosen siipiä, joiden etu ja takakärjissä sijaitsevat ns. pylväät. Selkäytimen etupylväässä on motoristen, eli liikettä tuottavien neuronien soomat, eli osat, joissa tuma sijaitsee. Takapylväs on muodostunut sensoristen, eli aistimuksia välittävien neuronien aksoneista, joiden soomat sijaitsevat takapylvään ulkopuolella spinaaligangliossa.

Keskuhermoston lisäksi hermostoon kuuluu ääreishermosto, joka tuo keskushermostoon informaatiota.

-Lähde- wikipedia

Ääreishermosto koostuu vievistä ja tuovista hermosyistä, jotka kuljettavat impulsseja aistinreseptoreista keskushermostoon ja keskushermostollisia käskyjä lihaksiin. Jakautuu somaattiseen (tahdonalainen) ja autonomiseen (tahdoton) hermostoon.
Autonominen hermosto jakautuu sympaattiseen, jonka päävälittäjäaine on adrenaliini, ja parasympaattiseen jonka päävälittäjäaine on noradrenaliini, hermostoon.

-Lähde- Helsingin yliopisto, psykologia

188

Aivot - universumi kallon sisällä

Miksi on oikeutettua sanoa, että aivot ovat ihmisen tärkein elin? Aivoja on usein verrattu tietokoneeseen. Osa vertauksista on hyvinkin osuvia, osa taas harhaanjohtavia.

Aivot ovat huikea ja monimutkainen elin. Niissä on käsittämätön määrä hermosoluja, arvioidaan että suuruusluokka on 100 miljardia. Kun tiedetään, että hermosolut voivat olla tuhansin liitoksin yhteydessä toisiinsa, on kokonaisuuden käsittäminen vaikeaa. Perusasioita on kuitenkin kohtuullisen helppo hahmottaa.

Aivot jakautuvat kahteen lohkoon, erilaisiin rakenteellisiin alueisiin ja aivokuori lisäksi toiminnallisiin alueisiin. Aivojen toiminta perustuu sähkökemialliseen impulssien välitykseen ja impulssien herättämään aktivoitumiseen. Tietoisen tajunnan synty on askarruttanut, eikä siihen vieläkään ole vastausta. Jyrkkä kahtiajako mieleen ja ruumiiseen ei saa tukea aivotutkimukselta. Aivojen fyysiset muutokset muuttavat myös mielen toimintoja.

-Lähde- jyväskylä yliopisto tutkimuslaitos, "pada".

3) *Lisäksi* kipua voi esiintyä vaikka mitään selittävää kudos- tai hermovauriota ei löydetä.

-Lähde- MSD

LUKU 15, SAIRAUDEN RIKKAUS

Täytyy myöntää, että oli vaikea keksiä mitään rikkautta sairastamisesta. Lopulta kun asiaa tarkemmin pohdin, löysin joitakin sairauden tuomia rikkauksia. Voisiko sanoa, että sairastamalla oppii hyvin paljon elämästä ja myös itsestään. Sairastumisen myötä ihminen joutuu kohtaamaan asioita joita terveiden ei tarvitse kohdata. Sairastunut ihminen joutuu ensinnäkin pohtimaan paljon omaa tilaansa. Riippuen sairauden luonteesta, kestosta, parannettavuudesta tai muista asioista. Ihminen joutuu opettelemaan elämänsä uudelleen. Uudelleen opettelemisesta voi huomata jonkin tärkeän asian joka on unohtunut opetella aikaisemmin. Voisin uskoa, että jokaiselle tulee aluksi tietynlainen shokki omaa tilannettaan kohtaan. Ihminen ei ole tietoinen mistään. Päässä vallitsee sekasorto josta ei ulospääsyä ole. Päässä pyörivät ajatukset jotka vaihtuvat minuutista toiseen. Ihminen voi itkeä, karjua, vetäytyä, tuntevansa menettäneensä kaiken. Mikään looginen selitys ei tässä auta tuomaan helpotusta. Vieraiden sanat menevät kuuroille korville. Tämän jälkeen seuraa yleensä vaihe jossa millään ei ole mitään väliä. Eletään kuin ennenkin tai vielä kovempaan. Tulee tunne, että kykenen vaikka pelastamaan koko maailman. Sairaus ei paljon pyöri mielessä. Kaikesta huolimatta se on läsnä jatkuvasti. Ihminen tavallaan pakottaa itsensä toimimaan vaikka ei siihen kykenisikään. Seuraavaksi todellisuus iskee vasten kasvoja. Ihminen todella ymmärtää mitä minulle on tapahtunut. Olen ehkä parantumattomasti sairas. Minulla on ehkä edessä kuolema. Miten perhe, ystävät ja ehkä sukulaiset? Miten kaiken käy? Tässä vaiheessa ihminen helposti masentuu ja menettää uskonsa sekä toivonsa. Toivoa ei ole missään. Kaikki näyttää synkältä ja epätoivoiselta. Muiden sanomiset; "kyllä se siitä", "mä tiedän sulla olevan jonkin kortin jolla sä selviät". Millään ei ole mitään merkitystä. Ihminen tekee työtä yksinään. Selvittelee asioita ja järjestelee elämäänsä omassa päässään. Harvoin vielä tässä vaiheessa kyetään vertaistukiryhmiin. Siellä on kuitenkin paljon paremmassa kunnossa olevia kuin minä. Ihminen on kuin ulkopuolisena omasta elämästään. Tämä vaihe voi kestää kauan tai vain hetken. Olemme niin yksilöllisiä. Tämän jälkeen alkaa suuntautuminen kohti tulevaa elämää. Miten voin elää sairaudestani huolimatta? Miten kykenen toimimaan? Miten järjestän sosiaaliset asiani? Mistä toimeentulo? Kaikki alkaa alusta. Opettelu elämään uuden tilanteen kanssa. Tässä prosessi on se rikkaus, että jokainen ihminen yleensä löytää ratkaisun ja selviää koettelevasta, hermoja raastavasta vaiheesta. Väkisinkin tässä prosessi ihminen miettii elämäänsä. Mitä olen saanut? mitä olen menettänyt? Mitä voisin vielä saada? Mitä haluaisin vielä tehdä? Kuinka moni ihminen tässä kiireisessä maailmassa uhraa ajatuksiaan menneeseen ja tulevaan? Kuinka moni pohtii kuoleman ja elämän välisiä asioita?

Mikä rikkaus oppia tuntemaan itseään sekä antaa itselleen aikaa. Mikä oiva tilanne miettiä mitä vielä haluaisi sanoa ja tehdä? Pidän tätä sellaisena rikkautena jonka vain sairastumisen myötä voi kokea. Asioita voi kokea eritavalla, mutta uskon vakaasti kun pöytään lyödään ne kaikkein huonoimmat kortit, ajatus on syvällisempää sekä monipuolisempaa. Tämä on rikkaus numero yksi jonka asetan sairauden tuomaan rikkauteen. Toinen on itsensä tunteminen. Sairastunut ihminen oppii tuntemaan kehonsa paremmin kuin kukaan toinen. Jokainen viesti jonka keho lähettää on merkki jostakin. Sairastuessaan ihminen tulkitsee jokaisen kolotuksen ja vilunväreen tietyiksi "pahoiksi" merkeiksi. Ajan kuluessa sairastunut oppii tunnistamaan ne todelliset hälyttävät merkit. Sairastunut huomaa ettei kaiken vuoksi tarvitsekaan mennä heti lääkäriin. On pieni hälytys ja on iso hälytys. Vain tarkkailemalla ja oppimalla oman kehonsa toiminnan tämä on mahdollista. En usko terveiden ihmisten kykenevän samanlaiseen itsetutkiskelun analysointiin tai jos pystyvätkin, he eivät silti ole ammattilaisia. Me sairaat olemme ammattilaisia oman kehomme analysoinnin neroja. Tämä on ehdottomasti rikkaus jonka vain sairaus voi tuoda mukanaan. Asetan tämän rikkauden toiselle sijalle. En tiedä onko sijoituksilla mitään tekemistä. Minulla on vain tunne, että tällaiset asiat ovat harvinaisia. En usko, että sairaudesta pystyy selviämään tai paremminkin elämään sairaudesta huolimatta ellei jatkuvasti ole valmis opettelemaan uutta.

Sairastumisen rikkauteen voidaan laskea myös tietämyksen kasvaminen. Sosiaalihuollon eri tukitoimista joutuu etsimään paljon tietoa. Sosiaalityöntekijöitä koulutetaan samoihin asioihin. Heistä tulee päteviä tukiasioiden ammattilaisia. Toki heistä tulee muidenkin osa-alueiden asiantuntijoita, mutta tukiasiat ovat niistä alueista yksi. Sairastunut ihminen joutuu selvittelemään itse mitä tukimahdollisuuksia hänellä on? Kahlaaminen tietokoneen eri tiedostoissa vaatii aikaa ja vaivaa. Sairastunut ihminen voi olla kivuissaan ja tuskissaan kykenemätön istumaan pitkiä aikoja joten haaste löytää tietoa on suuri. Eri hakupalvelimet tarjoavat eri kanavia tiedon löytämiseksi. Ihminen pakostakin joutuu selaamaan paikasta toiseen ja sivusta toiseen. Ihminen joutuu opettelemaan ammattisanaston sekä tulkitsemaan hienosti kirjoitettuja lakipykäliä. Voiko samanlaista koulutusta alan ammattilaiseksi saada kuin vain sairastumalla. Kenellä terveellä ihmisellä riittää mielikuvitusta kaikkien sivustojen etsintään? Kaikkien terminologien selvittämiseen? Kaikkien mahdollisuuksien huomioon ottamiseen? En jaksa uskoa, että terveellä ihmisellä on tarvettakaan moiseen ellei hän opiskele alalle. Sairastumisen rikkauteen liitän siis tietynlaisen koulutuksen sosiaalihuollon tukitoimien tietämykseen. Tukimahdollisuuksien selvittämisen jälkeen alkaa seuraava koulutus. Seuraava koulutus on eri virastot ja niiden virastojen tarjoamat mahdollisuudet. Saadakseen selville eri virastot, on ihminen joutunut jo selvittämään mistä eri taholta mitäkin tukea haetaan. Virastoista saa lisätietoa. Usein vaaditaan puhelinsoitto kyseiseen virastoon tai jopa käynti paikanpäällä. Virastoihin pitää täyttää eri kaavakkeita. Kaavakkeita ihminen on jo löytänyt selvitellessään tukimahdollisuuksista. Kaavakkeiden täyttäminen vaatii aivan oman opettelunsa. Kaavakkeissa kysellään kaikki mahdolliset ja mahdottomat asiat. Lomakkeiden ja kaavakkeiden täytön jälkeen seuraa postitus. Postiosoite tarvitsee etsiä jälleen tietokoneelta tai soittamalla numeropalveluun. Tämä tietysti maksaa, mutta mahdollinen tuki on suurempi hyöty kuin puhelinmaksun haitta. Hakemus voidaan hylätä tai hyväksyä. Mikäli päätös on hylkäävä, seuraa seuraava työvaihe. Seuraava työvaihe on valitusten kierre. Tämä on raskas ja paljon tietämystä vaativa prosessi. Valitusten jälkeen ja useiden työtuntien jälkeen, sinulle tulee jälleen hylkäävä päätös. Sairastuneen on siis tiedettävä myös eri valitusportaat. Voisin siis sanoa, että sairastunut ihminen joutuu tekemään paljon työtä. Työstä ei saa palkkaa eikä myöskään minkäänlaista titteliä. Sinusta tulee vain ammattilainen sinun omassa maailmassasi. Olet sellainen asiantuntija ettei moni kouluja käynyt pysty samaan. Sairaus tuo mukanaan siis melkoisesti hyötyjä. Olet saanut tietyllä tavalla ammatin jota et ole tullut ajatelleeksi.

Sairastunut ihminen etsii usein paljon tietoa omasta sairaudestaan. Hän kahlaa useasti nettisivuja lävitse. Hän voi käydä kirjastossa ja etsiä kirjoista tietoa. Tiedon etsimisessä vastaan tulee myös ulkomailta saatuja tietoja. Tämä vaatii tietysti kielipäätä jotta osaa lukea usein englanniksi kirjoitettua tekstiä. Aina vastaan tulee tietoa sairauteen oheisesti liittyvistä oireista. Sairauden diagnoosin kuultuaan alkaa tiedon etsiminen. Etsiminen voi jatkua pitkään tai päinvastoin vain hetken. Kuinka moni lääkäri perehtyy juuri sinun sairastamaasi sairauteen niin perusteellisesti? Lääkäreillä on paljon eri sairauksista kärsiviä potilaita. Heidän tarvitsee tietää kaikesta jotakin. Uskon sinun tietävän omasta sairaudestasi enemmän kuin keskiverto lääkäri. Mikäli sinulla on jokin harvinainen sairaus, lisää se vielä enemmän tietämystä. Netistä ollaan yleisesti kahta eri mieltä. Joidenkin lääkäreiden ja hoitohenkilöiden mielestä kaikki netissä oleva tieto on valetta. Voidaan myös sanoa, että netissä oleva tieto on yliampuvaa, liioiteltua ja pelottelua. Kuitenkin pitää sanoa, että eri yliopistojen tekemät tutkimukset eivät periaatteessa voi olla valetta. Mihin ihmiset sitten enää luottaisivat jos kaikki tutkimustulokset olisivat valetta. Keskustelupalstoilla käytyjä keskusteluja voidaan pitää joskus yliampuvina ja niiden tietoihin ei ole luottamista. En toki väitä, että kaikki olisi sielläkään valetta tai yliampuvaa, mutta luotan itse enemmän julkaisuihin joilla on jokin terveystieteellinen meriitti. Ulkomailla tutkitaan sairauksia paljon. Olen itse löytänyt mielenkiintoisia artikkeleita juuri Saksasta ja Amerikasta. Sairauden myötä ihminen tulee tietoiseksi omasta sairaudestaan opettelemalla. Ihminen oppii lukemalla ja hänestä tulee oman sairautensa rautainen ammattilainen. Itsekin hoitajana ollessani tiesin monesta asiasta, mutta tietomäärä oli suppea. Harvinaisemmat sairaudet eivät kuuluneet tietovalikoimaan. Olen siis oppinut harvinaisista sairauksista paljon. Minusta on tullut tietynlainen erityisasiantuntija koskien tiettyjä harvinaisempia sairauksia. Olen perehtynyt genetiikkaan ja perinnöllisyyslääketieteeseen. En olisi kyseisiin aiheisiin perehtynyt mikäli en olisi itse sairastunut. Me, jotka olemme erityisasiantuntijoita tiettyjen sairauksien kohdalla emme saa kuitenkaan arvostusta emmekä titteleitä. Meille ei laiteta nimikirjanotteeseen mainintaa erityisosaamisesta. Meille ei suoda valtuuksia hoitaa kyseisiä potilaita vaikka tietomäärämme voi olla suurempi kuin lääkärin tai koulutetun hoitajan. Pidän silti valtavan suurena rikkautena sitä tietomäärää jonka sairastumisen myötä löytää omasta sairaudestaan.

Tästä kaikesta on se hyöty, että vain sairastunut voi auttaa oikeasti toista sairastunutta ihmistä. Kuka terve tarvitsee tai haluaa tietoa kyseisistä asioista? Yleisesti olemme ylpeitä ihmisiä. Sairaus riisuu ylpeyden. Useasti sairaat ovat positiivisempia, älykkäämpiä ja jalat maassa seisovia tyyppejä kuin ei sairastuneet. Sairaudesta kärsivä tai sairauden kanssa elämään joutunut henkilö voi olla suureksi avuksi uudelle, juuri sairaudestaan tiedon saaneelle henkilölle. Minusta on mittaamattoman arvokasta antaa itse kokemastaan jotakin toiselle. Kannatan loppuun asti vertaistukea. Kannatan myös tiedon jakamista. Mitä hyötyä on pitää kaikki tieto itsellään? Mitä siitä itselleen saa? Avoimuus on tärkeää. Häpeä ei kannata. Kukaan sairastuneista ei ole itse kohtaloaan valinnut tai sanotaanko, ettei ole sitä itselleen toivonut. Miksi hävetä sellaista jolle ei ole häpeän tarvetta. Minusta sairastumisessa on paljon hyvääkin. On paljon niitä rikkauksia joita emme tule ajatelleeksi. Näitä rikkauksia voi olla vaikka kuinka paljon. Niitä on juuri niin paljon kuin jokainen sairastunut kokee elämässään olevan. Sairastuminen ja eläminen pitkäaikaisen sairauden kanssa ei siis ole pelkkää riesaa. Tosin on myönnettävä, että sairastumiseen liittyy paljon riesaakin. Pohditaan sairastumisen riesaa seuraavassa luvussa. Halusin kuitenkin ottaa positiivisemman puolen esille ensin. Seuraavaksi se ikävämpi puoli. Kolikollakin on aina kaksi puolta ja tämä pätee myös sairastumisessa.

LUKU 16, SAIRAUDEN RIESA

Olen siis kertonut sairauden rikkauksista. Nyt on aika pohtia kolikon toista puolta eli riesaa. Minun oli aluksi vaikea löytää mitään hyvää sairastumisesta. Tarkemmin pohdittuani, löysin paljon eri rikkauksia joita sairastuminen tuo tullessaan. Nyt minun on vaikea löytää sellaisia riesoja joita sairastuminen tuo mukanaan. Jouduin pohtimaan melko pitkään ennekuin osasin laittaa järjestykseen ne ikävät asiat.

Kuultuaan sairaudestaan ihminen menee usein shokkitilaan josta kerroin aikaisemminkin. Tämä tila aiheuttaa ihmisessä tietynlaisen kaaoksen. Mieli ei osaa toimia eikä ajatella. Ihminen vain itkee, tärisee, karjuu tai tekee mitä tahansa sellaista joka ei ole ihmiselle luontaista. Tämä on tahdosta riippumatonta toimintaa. Ihminen ei voi mitään sille miten käyttäytyy. Mitkään sanat tai lauseet eivät auta. Tämä shokki on kokemuksena erittäin ikävä. Shokin jälkeen tulee ryhmä erilaisia vaiheita joissa ihminen tekee psyykkistä prosessiaan. En voi sanoa minkään vaiheen olevan miellyttävä. Prosessi jota ihminen käy lävitse on raskasta. Kukaan ei osaa sanoa miten kauan mikäkin vaihe kenelläkin kestää. Me ihmiset olemme tässäkin asiassa hyvin yksilöllisiä. Voisin sanoa tätä prosessointia riesaksi sillä tämä prosessi aiheuttaa läheisille kovan koettelemuksen. Läheisten ei ole helppoa pysyä vauhdissa mukana. Mielialat voivat vaihtua nopeasti. Läheisillä ei ole sanoja eikä keinoja joilla helpottaa läheisensä tuskaa. Moni voi ojentaa olkapäänsä. Ei aina tarvita sanoja. Sairastumisen suurin riesa kohdistuu minusta yleisesti lähiympäristöön. Puolison on vaikea kestää vaimonsa tai miehensä tuskaa. Lasten on lähes mahdoton katsella äitinsä tai isänsä omituista käytöstä. Lapsen iästä riippuen reaktiot voivat olla erilaisia. Pienet lapset eivät voi ymmärtää mikä on vialla. Kuitenkin vaikutukset myöhemmässä kehitysiässä voivat olla mittavat. Vahinkoa voi tapahtua. Lapset ajattelevat ja ovat paljon viisaampia kuin me ymmärrämme. Usein huoli oman vanhemman kuolemasta on läsnä. Lapsille kuolema käsitteenä on jotain sellaista mitä ei voi ymmärtää. Lapset vain ajattelevat äidin tai isän menevän pois eikä enää palaavan. Usein lapset alkavat pohtia kuolemaan liittyviä kysymyksiä joskus kuusi-vuotiaana. Tämäkin on yksilöllistä. Sairauden luonteesta riippuu minkälaisen taakan sairastunut luo perhepiiriinsä. Mikäli sairauteen liittyy paljon kipuja, on sairastuneen läheisten kipujen katsominen vierestä vielä kovempaa. He ovat neuvottomia; Mitä tehdä? Harvoin kukaan voi tehdä paljoakaan kipujen helpottamiseksi. Sairauden parannettavuus tai ei parannettavuus aiheuttaa omat riesansa. Mikäli olet parantumattomasti sairas eikä ole toivoakaan, että jonain päivänä se ihme tapahtuisi. Parantumattomasti sairaan läheiset ja omaiset joutuvat sen kysymyksen eteen; "jaksanko minä loppuun asti"? Vaaditaan todellista välittämistä ja rakastamista mikäli selviää oman rakkaansa tuskien katsomisesta vuodesta toiseen. Invaliditeetti tuo lisää riesaa. Sairastunut tarvitsee jatkuvasti apua päivittäisissä toiminnoissa. Hän tarvitsee apua purkin avaamisessa, tiskien tiskaamisessa, vaatteidenlaitossa, autolla kuljettamiseen jopa ovien avaamisessa, puhumattakaan ravitsemuksellisesta avusta. Puoliso voi käydä töissä ja hoitaa kotona vaimoaan tai miestään. Hän ei saa palkkaa puolisonsa hoitamisesta. Omaishoidontukea ei voi sanoa palkaksi sillä se on suuruudeltaan kuin vitsi. Omaiset ja läheiset joutuvat valtavan paineen alle kun sairastut. Ystävät eivät jaksa. He eivät edes välttämättä tiedä mitä pitäisi sanoa. Sairauden myötä menettää paljon ystäviä. Ne ystävät jotka jäävät. Ne ystävät ovat todellisia ystäviä. Joidenkin voi olla vaikea katsoa sairastuneen tilaa. Tämän vuoksi ystävät voivat jättää kyläilemisen. He eivät halua nähdä sinua. He voivat kuitenkin joskus soittaa sinulle. Puhelutkin voivat olla vaikeita kun ei oikein sanoja ole. Harva ystävä ajattelee, että kanssasi voi puhua ihan mistä tahansa. Ystävät usein puhuvat vain sairaudestasi. Ainakin aluksi. Aivan kuin muuta puheenaihetta ei olisi. Katson ystävien menettämisen yhdeksi sairauden tuomasta riesaksi.

Sairastunut itse joutuu varsinaiseen kouluun. Kaikki on opeteltava ja opittava uudelleen. Sairaus itsessään vie voimavaroja. Kukaan tuskin haluaa sairastua omasta tahdostaan. Sairauden alkuvaiheessa jolloin ei vielä tiedetä mikä sairaus on kyseessä; alkaa lääkäreiden ovien koputtelu. Tämä vaihe olla nopeasti ohitse, mikäli sairautesi on helppo diagnosoida. Toisin sanoen sinulla on yleinen sairaus jolle melko helpoilla tutkimuksilla löytyy nimi. Matka on pitkä, Mikäli kuulut siihen ryhmään jolla on hyvin harvinainen sairaus. Joudut itse etsimään lääkärin joka on valmis uskomaan oireisiisi tai tutkimaan

sinua niin kauan kunnes sairaudellesi on löytynyt nimi. Usein olet leimattu psyykkisesti sairaaksi joka vain kuvittelee kaiken. Tässä kohdin riesana on se, että joudut kestämään pahimpia nöyryytetyksi tulemisen tiloja. Nöyryytettynä oleminen ei tunnu koskaan mukavalta. Usein et voi itse vaikuttaa siihen uskotaanko sinua vai ei. Sairastunut voi joutua koputtelemaan aina uuden ja uuden lääkärin ovea. Sairastunut voi joutua istumaan aina uudessa ja uudessa odotushuoneessa kunnes jonain päivänä oven

avaa se lääkäri joka uskoo sinuun. Ainoa riesa tässä prosessissa on se, että sairastunut ihminen on kipeä, väsynyt ja joskus aivan sietokykynsä äärirajoilla. Kaikesta huolimatta hänen on jatkettava eteenpäin etsimistä. Hänen on löydettävä lääkäreitä jotka eivät ole vielä häntä tavanneet. Hänen pitää matkustaa ehkä pitkiäkin matkoja päästäkseen sen oikean lääkärin luokse. Pettymyksiä seuraa toinen toisensa perään.
Vaaditaan melkoista sisukkuutta ettei anna periksi. Aina on toivo joka hetken kuluttua on muuttunut epätoivoksi. Miten tästä kaikesta selviää? Uskon jokaisella olevan jonkin taistelutahdon tai itsesuojeluvaiston joka panee hänet jatkamaan. Ne joilla ei ole tällaista taistelutahtoa voivat tehdä itsemurhan. Joku ei vain jaksa. Sairaus itsessään on niin uuvuttavaa etten edes ihmettele mikäli joku riistää henkensä taistellessaan hoitonsa saamisen puolesta siinä onnistumatta. Kipuihin ja sairauteen liittyy usein masennus. En ihmettele lainkaan miksi ihmiset masentu-vat? Kivut ovat itsessään,
jotain sellaista, ettei sanoja niiden kertomiseen ole.
Usein kipujen runnellessa ruumista, ihminen odottaa kuo-lemaansa. Siinä kohdin kuolema on parempi kuin mikään muu. Mikään lääke ei enää auta. Mitään palkintoa et saa kärsiessäsi kivuista. Miten ihminen ei masentuisi? Jokin suojelumekanismi ilmeisesti suojaa ihmistä tiettyyn ra-jaan asti. Rajan tultua vastaan, ei enää mikään mekanismi suojaa masentumiselta. Riesana sairastuneelle on masen-nus. Tutkimuksia on tehty paljon masennuksesta. Tulok-set kertovat masennuksen olevan usein toissijainen syy joka tarkoittaa, että on ollut jokin masennuksen laukaise-va tekijä olemassa. Sairastuminen, kivut ja invalidisoitu-minen sekä läheisten menetys ovat toissijaisia syitä ma-

sentumiselle. Sairastunut voi olla nuori tai vanha. Onko sillä väliä? Sairastuminen tuo mukanaan yhteiskunnasta syrjäytymisen. Sairastuneena et kuulu enää mihinkään. Et kykene tekemään töitä. Mikäli olet ollut liian kauan sairaslomalla, ei sinulla ole oikeutta sairaspäivärahaan. Sinulta on mahdollisesti evätty kuntoutustuki ja eläke. Joudut etsimään toimeentuloa. Työttömänä voit olla vaikka et kykene ottamaan töitä vastaan. Sairastaa et saa vaikka siihen sinulla olisi perusteet. Sairastunut joutuu pyörimään lomakkeiden ja virastojen viidakossa. Sairastuessaan ihminen joutuu sellaiseen tukimahdollisuuksien etsimisen eteen, ettei sitä voi kutsua kuin työksi. Tästä työstä kukaan ei maksa palkkaa. Kukaan ei ole innoissaan täyttämässä lomakkeita puolestasi. Jokainen virasto sekä instanssi kaipaavat lomaketta lomakkeen perään joissa kysytään kaikki mahdolliset sekä mahdottomat asiat. Mikäli soitat ja kysyt neuvoa virastoista, vastaa jokainen virasto eri tavalla. Tulee aika jolloin et enää itse voi tehdä muuta kuin luottaa itseesi ja toimia kuten vaistosi sanoo. Urakan jälkeen postitat lomakkeita ja jäät odottamaan vastausta. Pettymys on suuri kun aina pyydetään lisäselvitystä lisäselvityksen perään. Lopulta olet ajautunut sellaiseen valituksien kierteeseen, ettei loppua näy. Loppu kuitenkin tulee siinä vaiheessa kun vakuutusoikeus ilmoittaa: "valituksesi on hylätty". Sairastunut on tyhjänpäällä. Terveellä tällainen työ aiheuttaisi valtavaa stressiä. Sairastuneella se aiheuttaa entistä enemmän stressiä. Sairastuneella stressi pahentaa sairauden oireita joten kaiken työn jälkeen sairastunut voi entistä huonommin.

Riesana voin siis sanoa, että kaikki laitokset, virastot ja lomakkeiden viidakot vaativat sairastuneelta sellaisia voimavaroja joita harvalla on.

Sairastunut kokee itsensä hyödyttömäksi. Ei ole äidiksi, isäksi, ei ystäväksi. Oma keho tuntuu vieraalta. Lääkkeiden syönnit aiheuttavat sivuoireita. Joskus sinulla voi olla huono omatunto syömiesi lääkkeiden määrästä. Ilmankaan et pärjää. Riesana ovat lääkkeiden suuret määrät. Sietokyky lääkkeille kasvaa mitä kauemmin niitä syö. Annos joka auttoi kuukausi sitten, ei enää autakaan. Ollaan kuin umpikujassa. Joillakin on paljon yliherkkyyksiä joten vain harva lääke sopii. Lääkkeistä tulee ehdottomasti riesa. Lääkkeiden sivuvaikutukset ovat erittäin suuri riesa. Mikäli sinulla on etenevä sairaus, on se entistä raskaampaa. Koskaan ei voi tietää milloin sairaus etenee? Elämä on jatkuvaa odottamista. Sairauteen liittyy usein myös kuolemanpelkoa. Sairautesi voi olla sellainen, ettei siitä tiedetä paljoakaan. Kukaan ei osaa sanoa, päättyykö elämäsi kuukauden, vuoden vai kymmenen vuoden kuluttua. Mikäli sinulla on todettu syöpä, kuoleman ajatus on aina läsnä. Toiset meistä pelkäävät kuolemaa ja toiset taas eivät. Riesa tulee silloin, mikäli joudut elämään jatkuvan kuolemanpelon kanssa. Usein katkeruus, huoli ja pelko ovat niitä yleisiä riesoja joita sairaus tuo tullessaan.

Riesaa sairaus tuo aina mukanaan. Se, kuinka laaja-alaista tämä on, riippuu niin monesta eri tekijästä. Onko sinulla ympärillä välittäviä ihmisiä? Mikäli näin on, olet onnellisessa asemassa eikä sinulla ole ehkä yksinäisyydestä johtuvaa riesaa. Sinun ei ehkä laajan tukiverkoston vuoksi tarvitse kahlata nettisivustojen viidakossa etsimässä tietoa eri tukimahdollisuuksista. Sinulla on niin loistava verkosto ympärilläsi, että he jopa täyttävät kaavakkeet puolestasi. Mikäli sinulla on asiat näin hyvin niin ole onnellinen. Hyvin harvoilla sairastuneilla asiat ovat näin hyvin. Riesoja voi olla enemmänkin. Ajattelin ettei sairastuminen tuo mukanaan kuin pelkkää riesaa. Olen ehkä oppinut jotakin sillä en enää ajattele näin. Mikäli joutuisin laittamaan vaakakuppiin rikkaudet ja riesat, joita sairaus aiheuttaa, en tiedä kummalle puollelle vaaka kaatuisi. Olisiko sittenkin mahdollista, että puntit olisivat tasan. Haluan sanoa, että olen itsekin masentunut, väsynyt, riekaleiksi revitty. Kipuni ovat jotain sietämätöntä. Lääkkeitä

syön kuin narkomaani ja sivuvaikutukset ovat sen mukaiset. Olen sairas. Tulen olemaan sitä aina sillä tämä sairaus ei parane. Joudun olemaan muiden armoilla. Tarvitsen selviytymiseeni apua. Toisinaan tarvitsen psykiatrista apua. Tarvitsen sitä silloin kun omat voimavarani olen käyttänyt loppuun. Tulen olemaan riippuvainen toisista ihmisistä elämäni loppuun asti. Minulta on riistetty yksityisyys sillä aina joku tietää minusta kaiken. En pärjää omillani. Olen ollut epätoivoinen. Olen ollut yksinäinen ja kuvitellut ettei ketään toista ihmistä tässä maailmassa rangaista samalla tavalla.

Olen toivonut kuolemaani ja seuraavana päivänä perunut sen. Olen menettänyt sairauden myötä siis kaiken, mutta se tärkein on, että olen myös sairauteni aikana rakentanut tilalle paljon uutta. Uusi on aina vanhaa parempi. Onko minut tehty erityisen voimakkaasta aineesta? Kestänkö minä enemmän kuin keskiverto sairas? Tuskin. Minä olen vain halunnut opetella ja oppia siitä huolimatta, että olen sairas. Tämä riesa, jonka sairaus tuo tullessaan, on se ettei tästä opiskelusta saa titteliä, arvonimeä. Olen joutunut nielemään ylpeyteni. Enää en kaipaa titteliä tai arvonimeä. Haluaisin opettaa sairastuneille ettei heidän elämänsä tule olemaan aina pelkkää riesaa. Sairastuneen elämään mahtuu paljon rikkauksia joita ei tule ajatelleeksi. Haluaisin opettaa näitä rikkauksia kaikille jotka ovat valmiit vastaanottamaan sitä tietoa. Koulun nimi jossa sitä opetetaan, on elämän koulu ja koulussa jaetaan korttipakka jossa on elämän valttikortit.

Mitkä kortit sinulle jaetaan? Sen pääset näkemään vain tulemalla kanssani kouluun.

LOPPUSANAT

Olen saanut kirjoitusurakkani lähes päätökseen. Mietin olevani vailla järkeä kun aloitin uuden teoksen kirjoittamisen. En edes alussa tiennyt mitä tulisi vastaan. Elämä on aina arvoitus. Emme voi koskaan saada tietää mitä huominen tuo tullessaan. Näin on käynyt minullekin ja kirjasta on tullut aivan erilainen kuin aluksi suunnittelin. En tiedä tuliko tästä parempi kuin olin suunnitellut. Opin ettei asioita voi suunnitella valmiiksi. Opin paljon kirjoittaessani lukemaasi teosta. Opin paljon itsestäni sekä ympäröivästä maailmasta. Opin yhteiskunnasta jossa elämme. Opin itsestäni miten voimakas olen. Opin kuinka paljon hyvää maailma on minulle antanut. Kirjan kirjoittaminen oli tietynlaista analysointia omasta itsestäni, mutta myös havainnointia siitä kuinka paljon hyvää olen saanut. Opin sen, että olen päässyt eteenpäin sairauteni kanssa. En ole enää niin epätoivoinen kuin ensimmäistä teosta kirjoittaessani. Joistakin asioista olen ylpeä. Olen ylpeä kuinka olen jaksanut taistella kaikista vastoinkäymisistä huolimatta. Olen toki usein menettänyt toivoni ja uskoni, mutta aina se toivo on jostakin tullut takaisin. Voisin sanoa, että kadotin jotakin kallista jonka löysin uudelleen. Monista vastaväitteistä huolimatta, olen sitä mieltä, ettei ilman toivoa ole tulevaisuutta. Sinun on uskottava johonkin. Minä uskoin usein vain itseeni ja se auttoi minua löytämään sen mitä etsin. Usein minulle sanottiin; "tiedän sulla olevan jossakin sen kortin jolla taas selviät". Kipujen keskellä ja epätoivon syövereissä nuo sanat tuntuivat aiheuttavan enemmän vihaa kuin ihastusta tai luottamuksen heräämistä henkiin. Kuitenkin löysin aina sen kortin jolla nousin. Jollekin avun hakeminen psykiatriselta poliklinikalta on mahdottomuus. Joillekin se on niin suuri häpeä, ettei ole valmis "nolaamaan" itseään. Minulle avun hakeminen oli luontaista. En minäkään jaksanut kaikkea. Rajani olivat ja ovat rajalliset. Joskus on myönnettävä, ettei enää kykene jatkamaan omin avuin. Ei ole helppo tunnustaa etten pärjää. En pystynytkään. Onneksi meille on suotu mahdollisuus ammattiapuun jos sitä tarvitsemme. Minulle ei ollut häpeä myöntää itselleni eikä muille, etten enää jaksanut. Halusin paikan jonne mennä antamaan itseni "alastomana" ilman häpeää, syyllisyyttä ja nöyryyttämistä. Halusin jonkun turvallisen paikan, jossa saisin päästää ulos kaiken itkun, vihan, katkeruuden ja syyllisyyden. Tuo paikka oli minulle psykiatrinen poliklinikka. Kukaan ei välittänyt mikä olin tai mikä en ollut. Sain olla ihan oma itseni. Sain olla riisuttuna kaikista koruista ja näytelmän kulisseista.

Kirjoittaminen toi mukanaan paljon yllätyksiä. Yllätyin miten huonosti yhteiskuntamme voi. Yllätyin jälleen kerran maamme terveydenhuollon puutteista. Yllätyin miten vähän sairastunut ihminen saa apua. Kaikki on tehtävä itse. Kaikki asiat on löydettävä itse. Yllätyin potilaan oikeusturvan puuttumista. Kyllä potilaalle on myönnetty oikeusturva. On eri asia toteutuuko oikeus silloin kuin sen pitäisi toteutua. Kauniita lauseita papereilla on paljon. Tutkin ja kahlasin eri sivustoja joissa kerrotaan lakipykälistä. Potilaalla on niiden pykälien mukaan oikeuksia

vaikka mihin. Todellisuus on kuitenkin jotain aivan muuta. Pykälien jälkeen tulee kohtia joissa tulee kohta "poikkeukset". Nämä poikkeukset ovat sellaisia, joita saa kohdata kun hakee korvausta tapahtuneisiin hoitovirheisiin tai hoitamatta jättämisiin. Aina on poikkeus jolloin juuri sinun tapauksesi ei kuulu asian piiriin.

Eniten ihmettelin sitä miten olen selvinnyt? Jossakin vaiheessa tuntui kuin elämäni päättyisi tähän. Pian huomasin kirjoittaneeni taas kaksi lukua. Elämäni ei ollut päättynytkään. Miten olin päässyt kaksi lukua eteenpäin? Opin rauhoittumaan. Kiireellä en saavuttaisi mitään. Tietysti aika-ajoin oli kiire sillä terveydentilani heikkeni liian nopeasti. Ei ollut aikaa jäädä odottamaan. Tuntui kuin elämäni menisi vuoristorataa. Kirjani alussa kirjoitin olevani vuoristoradassa ja näin tuli käymään. En tiennyt mitä kirjoittamani matkan varrella tapahtuisi. Tapahtui juuri niin kuin olin epäillyt. Elämäni meni vauhdikkaasti kuin vuoristoradan laskussa. Joinakin hetkinä ylämäki kesti niin kauan, etten uskonut sen päättyvän milloinkaan. Joinakin hetkinä mutkia tuli toinen toisensa perään ja oli hetkiä jolloin menin silmukasta pää alaspäin. Vuoristorata oli vauhdikas. Myönnän sen olevan hieman vauhdikkaampi ja pidempi kuin olin aluksi kuvitellut. Kaikesta huolimatta sain matkaltani paljon kokemuksia jotka rikastuttavat elämääni. Jouduin luopumaan monista asioista. sain tilalle jotakin vieläkin arvokkaampaa. Löysin omat lapseni uudelleen. Olin kadottanut heidät. Löysin puolisoni uudelleen. Me olimme kadottaneet toisemme.
Perhe on niin suuri rikkaus, että sen vuoksi on valmis luopumaan monista aikaisemmin tärkeäksi luulemistaan asioista. Lapsen käden puristus. Sellainen pieni ja hento ote. Se ote kertoo enemmän kuin kaikki maailman sanat yhteensä. Mitä arvokkaampaa elämä voi antaa kuin oman lapsen rakkauden? Minä sain olla niin onnellinen, että löysin omat aarteeni jotka olin kadottanut. Tuskin olisin löytänyt heitä ilman sairauttani. Sairaus riisui minusta

paljon pois. Ne likaiset vaatteet jotka sairaus riisui minusta pois. Ne joutivatkin jo pyykkikoriin. Löysin myös jotain muutakin arvokasta. Löysin oman rakkauteni. En tiennyt, että voin vielä rakastaa ketään siten kuin rakastan puolisoani. Olen hänelle kiitollinen monesta asiasta. Suurimman kiitoksen annan hänelle siitä, että hän on hän. Toista samanlaista ihmistä ei tule elämääni koskaan. Hänen ei tarvitse olla mitään suurta ja ihmeellistä. Hänellä ei tarvitse olla arvonimiä, ei rahaa, mammonaa eikä edes sitä kuuluisaa hienoa autoa. Minulle riittää, että hänellä on niin iso kainalo johon mahdun käpertymään silloin kun minulla on kylmä ja kaipaan lämpöä. Hänen kainalonsa on minulle kuin lapsen käden hento ote. Ei tarvita sanoja. Kumpikin tietää mitä toinen haluaa. Eleet kertovat kaiken. Suurin rikkaus matkallani on siis se, että minä riisuin osan itsestäni ja sen kautta löysin arvokkaat asiat jotka olin kadottanut. En olisi riisunut likaisia vaatteitani, ellen olisi sairastunut. Vuoristoradasta oli myös hyötyä. En tiedä olenko vieläkään ajanut vuoristorataa loppuun asti. Jollakin tasolla uskon, että tulen tämän vuoristoradan jälkeen istumaan uudessa vuoristoradassa.
Siitä vuoristoradasta en vielä tiedä mitään. Onko se hidas vai vauhdikas? Sitä en tiedä? Sitä ei tiedä kukaan?
Olen kerännyt rikkauksia ja riesoja omien kokemuksieni pohjalta sekä tutkimusten pohjalta joita kävin lävitse. Jokaisella sairastuneella rikkaudet sekä riesat ovat erilaisia. Olemme edelleenkin niin yksilöllisiä, että joku voi kokea, ettei sairastumisesta voi löytää mitään rikastuttavaa. Toinen voi taas ajatella, ettei sairastumisessa ole sitten niin mitään riesaa. Kaikki on harmoniassa huomioiden oman tilansa. Ajatellessani rikkauksia ja riesoja joita sairaus tuo mukanaan, hämmästyin miten vaikea

näitä oli eritellä. Aikaisemmin olin ajatellut, ettei sairastumisessa ole mitään hyvää. Nyt kun olen elänyt kohta neljä vuotta parantumattoman sairauden kanssa, olen ehkä oppinut jotakin. Ei kaikki olekaan niin synkkää ja mustaa. Jossakin on niitä valopilkkuja. Joitakin asioita olen opetellut uudelleen. Olen opetellut toimimaan yhdellä kädellä. Olen opetellut puhumaan uudelleen. Olen opetellut kuuntelemaan omaa kehoani. Olen opetellut luopumaan asioista. Olen opetellut miten selvitään seuraavaan portaaseen. Olen löytänyt ne asiat jotka saavat minut nauramaan sekä mieleni iloiseksi. Olen oppinut, että sairastunutta ihmistä nöyryytetään aina. Mitä sitten? Tiedän nyt miltä tuntuu kun nöyryytetään. Ei siihen kuole. Nautin vauvoista. Kyllä! vauvat saavat mieleni iloiseksi. Musiikki on edelleenkin yksi tärkeimmistä ja tervehdyttävimmistä elementeistä. kuuntelen musiikkia joiden sanoissa on toivoa. Musiikin sanoma luo minuunkin toivoa. Nautin auringonlaskuista. Olen oppinut nauttimaan myös auringon nousuista. Tämä on opettanut minua siitä, että tämä päiväkin on tärkeä ja se on elettävä. Ennen auringonlasku oli helpottava. Auringonlaskuun päättyy päivä. Toivoin joskus aikaisemmin, että auringonlaskun myötä minunkin päiväni päättyisivät. Nyt uskon huomiseen ja nautin uudesta päivästä. Toisinaan minua pelottaa tulevaisuus. Yritän olla ajattelematta liikaa tulevaisuutta. Tulevaisuus on aina jotakin tuntematonta ja sen myötä pelottavaa. Tiedän etten parane milloinkaan. Tiedän, että tulee useita vaikeita jaksoja jolloin se usko ja toivo on kadoksissa. Minä kuitenkin uskon myös aina ne löytäväni uudelleen. Minulla on vielä paljon opittavaa. Kouluni on kesken. Minä olen ajatellut nauttivani niin kauan kuin minulla elämää on jäljellä.

Minulla on vielä paljon tehtävää, nähtävää ja koettavaa. Silloin kun tulee hetki jolloin en tiedä mitä teen, istahdan paikoilleni ja teen leirinuotion. Istun leirinuotion äärellä niin kauan, että minulle selviää minkä ratkaisun teen. Mikäli tulee hetki, etten löydä oikeaa tietä jota lähteä kulkemaan, on minulla aina mahdollisuus mennä satamaan jossa voin riisua itseni ja jakaa kaiken itsestäni. Uskon siellä satamassa saavani vastaukset. Lukijat pohtivat varmasti, että mikä satama ja kuka antaa vastaukset? Satama olen minä ja minä itse annan myös vastaukset. Menikö liian vaikeaksi? Älä välitä. Ei tässä elämässä kaikkea tarvitse ymmärtää. En minäkään ymmärrä.

Ja vielä koittaa se kaunis päivä
kun tieltä murheet väistyvät
Et ole surullinen aina
vaikka nyt tuntuu siltä

Vielä koittaa uusi aika
Vielä sinut huomataan
Tulee päivä jolloin joku muu
kuin minä vierees istahtaa
Ennen kuin huomaatkaan

Toivoasi et saa menettää
Vaikka mitään muuta jäljelle ei jää
Sinulla on minut
Sillä jokaisella
jossakin on
joku yhtälailla
lohduton

Nämä ajat eivät ole meitä varten
mutta on pakko yrittää
Tämä on Jumalan hylkäämä paikka
Se tiedetään

Sinun vuorosi tulee vielä
Vielä sinut huomataan
Tulee päivä jolloin joku näkee sinut sellaisena
kuin minä nään

Sinä toivoasi et saa menettää
Vaikka mitään muuta jäljelle ei jää
Sinulla on minut

*Sillä jokaisella
jossakin on
joku yhtälailla
lohduton
lohduton*

*toivoasi et saa menettää
toivoasi et saa menettää
Jokaisella
jossakin on
joku yhtälailla
lohduton*

-Egotrippi-

<u>**KIITOKSET:**</u>

Tahdon kiittää neurologian erikoislääkäriä joka on vuodesta toiseen jaksanut kantaa minua vaikeuksien läpi.

Tahdon kiittää Fysiatrian erikoislääkäriä joka on aina antanut kaiken tukensa sekä avun minua hoidettaessa

Erityiskiitos neurokirurgian erikoislääkärille joka suoritti leikkauksen kaikkien vastusteluista huolimatta

Suuri kiitos perheelleni jaksamisesta kanssani. Kiitos kaikesta huolenpidosta ja rakkaudesta sairauteni keskellä.

Kiitän isääni joka on auttanut minua kaikessa jossa on kyennyt.

Kiitän anoppiani joka on auttanut enemmän kuin voisi pyytää

Kiitän niitä harvoja ystäviäni kaikesta tuesta, kuuntelemisesta ja neuvoista.

218

LÄHTEET:

EFIC: European federation of IASP chapters
Aamulehti STT
Turun Sanomat, yleisönosasto/mielipide 4.3.2009
Reuma, Hanna Vuorimaa 27.11.2007
Wikipedia
MSD